Marie Hock-Westhoff

Die Tai-Chi Methode

für Haltungsgesundheit
und einen schmerzfreien Rücken

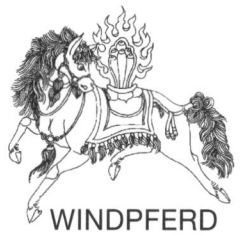

WINDPFERD

Wichtiger Hinweis: Die in diesem Buch vorgestellten Informationen und Methoden sollen und können ärztlichen Rat und medizinische Behandlung nicht ersetzen. Die Inhalte des Buches wurden von der Autorin mit größter Sorgfalt erarbeitet und nach bestem Wissen und Gewissen vorgestellt. Eine Garantie kann jedoch nicht übernommen werden.

Die meditativen Künste können Risiken in sich bergen. Personen mit medizinischen, mentalen oder psychischen Problemen sollten gegebenenfalls Ihren Arzt, Heilpraktiker oder Psychotherapeuten zurate ziehen, bevor sie diese Übungen ausführen.

Ebenso ist eine Haftung der Verfasserin bzw. des Verlages und ihrer Beauftragten für Personen-, Sach- oder Vermögensschäden ausgeschlossen. Alle in diesem Buch vorgestellten Informationen sind für Interessierte zur Weiterbildung gedacht.

2. Auflage 2017
© 2013 Windpferd Verlagsgesellschaft mbH, Oberstdorf
Alle Rechte vorbehalten
Kein Teil des Buches darf in irgendeiner Form oder zu irgendeinem Zweck elektronisch oder mechanisch, einschließlich Fotokopie, Recording und Wiederherstellung, ohne schriftliche Genehmigung des Verlages wiedergegeben werden.
Covergestaltung: Markus Kuhn, KplusH, Agentur für Kommunikation und Design, CH-Amden
unter Verwendung eines Fotoausschnitts von
gty.im/by Kristen Johansen und eines Autorenportraits von Foto Alfen
Grafiken: Jennifer Jünemann, bitdifferent.de
Fotos im Innenteil: Julien Westhoff, Michael Hein: S. 97–100 (Eva Hein)
Lektorat: Silke Kleemann
Layout und Satz: Marx Grafik & ArtWork
Gesetzt aus der Bembo
Druck und Bindung: C.H. Beck, Nördlingen

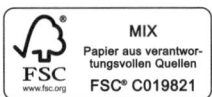

Printed in Germany
ISBN 978-3-86410-065-9
www.windpferd.de

Inhalt

Danksagung ... 5
Vorwort ... 7

**Kapitel 1 · Ganzheitliche Haltungsgesundheit –
Hilfe zur Selbsthilfe** ... 9
Achtsamkeit für unsere Haltung ... 13
Ganzheitliche Bewusstwerdung von Bewegungsabläufen ... 14
Die Kraft unserer Gedanken ... 15
Auf die Signale des Körpers hören ... 17
Vorbeugend in sich lauschen ... 19

**Kapitel 2 · Wie alles begann: Haltungskorrekturen
im Tai Chi Chuan bei typischen Fehlhaltungen** ... 21
Die Grundhaltung, der Reiterstand ... 21
Wahrnehmung und Achtsamkeit ... 24
Umgang mit Fehlhaltungen ... 25
Der Schlüssel:
der individuelle Bewegungsbeginn des Sinkens ... 27

Kapitel 3 · Tai Chi Chuan für ganzheitliche Haltungsgesundheit ... 31
Die ganzheitliche Wirkungsweise der Tai Chi Chuan-Praxis ... 31
Die zehn grundlegenden Prinzipien des Tai Chi Chuan
nach Yang Cheng Fu ... 35
Kleiner Einblick in die chinesische Energielehre ... 38
Beispiele physisch-energetischer Aspekte von Bewegungen ... 46

**Kapitel 4 · Gesunde Körperstatik
und die Problematik der Fehlhaltungen** ... 49
Anatomie unserer Wirbelsäule ... 50
Die Bedeutung des Schwerpunkts für die Körperstatik ... 52
Die Gewichtsverteilung der gesunden Körperstatik
vom Kopf bis zu den Füßen ... 53
Die Zuordnung der Nerven zu den Organen ... 57
Behandlungsmöglichkeiten von Haltungsschäden ... 59
Vom aufrechten Sitzen, Gehen und Stehen –
ein kleiner geschichtlicher Exkurs ... 61

**Kapitel 5 · Typische Fehlhaltungen
und ihre Korrekturmöglichkeiten** ... 67
Die „Schultern zurück, Brust raus"-Haltung ... 67
Die typische Sitzhaltung am Computer ... 68

Fehlhaltung durch Übergewicht	69
Hallux Valgus – eine Folge von Fehlhaltung	69
Die Turner- oder Balletthaltung (Flügelschultern)	70
Skoliose	71
Generelle Veränderungsmöglichkeiten an der Wirbelsäule	72

Kapitel 6 · Äußere Haltung als Spiegel der inneren Haltung — 77

Gefühle und Körper sind unzertrennlich	77
Warum haben wir eigentlich Gefühle und was passiert im Körper beim Fühlen?	79
Bewusstmachen von Gefühlen	92
Gefühle aus Sicht der TCM	93
Körpersprache und Gefühlsmomente	94
Beispiele für emotional bedingte Schutz- und Schonhaltungen	95

Praxisteil

Kapitel 7 · Haltungsanalyse und Haltungskorrektur – nach Marie Hock-Westhoff – — 103

Anleitung zum Üben im Alltag	105
Das Stehen – verschiedene Varianten	105

Kapitel 8 · Die Übungen zum Ausgleich von Fehlhaltungen: Haltungsgesundheit – „Die Tai Chi-Methode nach Marie Hock-Westhoff" — 119

Theorieteil

Kapitel 9 · Integration optimierter Bewegungsdetails in komplexen Bewegungsabläufen am Beispiel der Tai Chi Chuan-Bewegungen — 149

Das Herausarbeiten von Fehlhaltungen während der Tai Chi Chuan-Praxis	150
Stilunabhängige Körperausrichtung im Tai Chi Chuan	172

Schlusswort	174
Die Autorin	175
Empfehlungen zum Weiterlesen	176

Danksagung

Von Herzen danken möchte ich meinem Mann Herbert und meinen beiden Söhnen, die immer an mich geglaubt und mich in all meinen Belangen tatkräftig und wohlwollend unterstützt haben.

Meinem Sohn Julien Westhoff für die erstklassigen Fotos im Innenteil des Buches sowie meinem Sohn Dominic Westhoff für seine Beratung, Begleitung und Korrekturen während der Entstehungsphase der Texte.

Meiner Freundin und Tai Chi Chuan-Schülerin Eva Hein, deren eindrucksvolle schauspielerische Leistung auf den von Michael Hein gemachten Fotos in Kapitel 6 zu sehen sind.

Meinen Freunden und Kollegen, insbesondere meiner Freundin Isabella Groß, sowie all meinen Schülern bei Art of Tai Chi Chuan, die mich immer wieder motiviert haben, dieses Buch zu schreiben.

Meinem Lehrer Benny Arnel Besa auf den Philippinen, der mich viele Jahre in Tai Chi Chuan und Qi Gong mit nicht enden wollender Geduld unterrichtet hat. Ohne ihn hätte ich nicht den Einstieg in tiefere Erkenntnisse der Körperarbeit erlangt.

Meiner Lehrerin Grandmaster Aiping Cheng in den USA, die mich intensiv auf die internationale Meisterschaft in Hong Kong 2012 vorbereitet hat und von der ich immer noch sehr viel lernen darf.

Meiner Verlegerin Monika Jünemann, meiner Lektorin Silke Kleemann und dem ganzen Verlagsteam für die fruchtbare und einfühlsame Zusammenarbeit und die großartige Chance, durch die Veröffentlichung dieses Buches Inhalte und Erkenntnisse meiner Arbeit einem breiten Publikum zugänglich zu machen.

Ich danke euch allen von Herzen für eure Geduld, eure Zeit und eure verlässliche Unterstützung.

Marie Hock-Westhoff

Vorwort

Mit diesem Buch möchte ich Ihnen die Essenz meiner nun fast 20-jährigen täglichen Tai Chi Chuan- und Qi Gong-Praxis vorstellen. Mein Wunsch ist, diese Essenz einem weiteren Kreis als nur denen, die diese Disziplinen bereits ausüben, zugänglich zu machen, denn sie beinhalten eine alltagstaugliche Hilfestellung auf dem Weg zu einer gesünderen Haltung – körperlich wie auch seelisch-emotional.

Das Tai Chi Chuan als Jahrhunderte alte Bewegungskunst stellt ein umfassendes Gesamtkonzept zur Gesunderhaltung des Menschen dar, das sowohl körperlich wie mental und emotional tiefgreifende positive Wirkung auf den Praktizierenden hat. Die verschiedenen Bereiche sind untrennbar miteinander verbunden, und der Körper ist ein guter und wirksamer Zugang für sanften wie nachhaltigen Wandel. Das macht Körpertherapien oder Bewegungskünste wie insbesondere Tai Chi Chuan über den physischen Effekt hinaus zu einer idealen Ergänzung auch für die Behandlung psychologischer Themen. Der Körper „macht" sozusagen von allein, und die angeregten Selbstheilungskräfte des Systems wirken sich förderlich auf das Gesamtbefinden aus. In China wird Tai Chi Chuan und Qi Gong traditionell nicht psychologisch verstanden, die Patienten bekommen aber von ihren TCM-Ärzten ihrer Konstitution entsprechende Übungen begleitend zur Medizin verordnet: Das Wissen um die ganzheitlichen Heilweisen ist implizit.

Ein wesentlicher Aspekt des Tai Chi Chuan, der leider häufig viel zu wenig Beachtung findet, ist die Körperstatik. Dabei hat sie wesentliche Auswirkungen auf die gesamte Lebenshaltung! Ohne die richtige Haltung nützen uns die ausgeführten Bewegungen nicht viel. So wundern sich viele Tai Chi Chuan-Praktizierende nach Jahren, dass sich ihre gesundheitlichen Probleme gleich welcher Art nicht deutlich verbessern, obwohl sie sich doch gerade das von Tai Chi Chuan erhofft hatten.

Der Schlüssel dazu ist die fein justierte, individuelle Haltungskorrektur.

Die Erkenntnisse meiner jahrelangen intensiven Studien möchte ich nun gerne mit Ihnen teilen. Sie werden erfahren, wie unsere Körperhaltung unsere Emotionen beeinflusst, wie unsere Körperausrichtung unser Denken verändert, was die Haltung mit den Organen zu tun hat und auch, wie Sie dauerhaft schmerzhafte Rückenprobleme sowie Muskelverspannungen lindern und vielleicht sogar beseitigen können.

Um die positive Wirkung der hier vorgestellten Haltungskorrekturen zu erreichen, müssen Sie aber nicht erst Tai Chi Chuan erlernen. Mit einfachen Übungen, die in Bild und Wort Schritt für Schritt erklärt werden, möchte ich Ihnen ein Werkzeug an die Hand geben, mit dem Sie selbst etwas für sich tun können. Lernen Sie wieder Ihren Körper zu spüren, Ihre Haltung im Gehen, Stehen und Sitzen zu verändern, und die Wirkung wird sich sehr schnell einstellen. Gerne möchte ich Ihnen dabei mit meinem Buch behilflich sein und Ihnen Mut machen, es einfach einmal zu probieren.

Es gibt ein überliefertes Sprichwort aus der Tai Chi Chuan-Tradition: „Was du nicht im eigenen Körper findest, das findest du nirgendwo."

In diesem Sinn wünsche ich Ihnen viel Freude beim Erkunden Ihrer Haltung(en) und dem Experimentieren mit gesunden Alternativen!

Marie Hock-Westhoff　　　　　　　Aschaffenburg, September 2013

Kapitel 1

Ganzheitliche Haltungsgesundheit – Hilfe zur Selbsthilfe

Seit 2011 biete ich in meinem Institut individuelle Haltungsanalysen und Haltungsschulungen an. Vielen Menschen konnte damit schon ursächlich geholfen werden, ohne Medikamente, ohne Operationen. Auch halte ich regelmäßig Vorträge und Seminare über Haltungsgesundheit, an unterschiedlichen Schulen und Einrichtungen.

Wesentlich ist mir dabei, die Menschen aufzuklären. Ihnen zu zeigen und es für sie fühlbar zu machen, dass es möglich ist z.B. Knie- oder Wirbelsäulenoperationen zu umgehen, oder gar Bluthochdruck und Depressionen zu mildern und ihnen damit etwas an die Hand zu geben, mit dem sie sich selbst helfen können. Teilnehmer meines regelmäßigen Tai Chi Chuan- und Qi Gong-Unterrichtes berichten, dass sich mit der Praxis langjährige Fehlhaltungen wie Hohlkreuz, Rundrücken oder Spreiz-Senkfüße zurückgebildet haben. Langjähriger Schwindel und Bluthochdruck verschwanden völlig. Auch in der Reha-Phase nach Sportverletzungen ist das Üben sehr hilfreich, um entstandene Schonhaltungen aufzulösen und dem Schmerz von der Ursache her entgegenzuwirken.

Viele Jahre habe ich in Aschaffenburg auch mit von Multipler Sklerose betroffenen Menschen gearbeitet – mit Qi Gong und Haltungskorrekturen. Die Übungen und die Veränderungen im Stehen, Sitzen und Gehen konnten vielen Betroffenen helfen, sich auf ihren Beinen wieder sicher zu fühlen – ein unschätzbares Gut bei dieser Erkrankung.

Mir war aufgefallen, dass Menschen mit einer Geh- und Gleichgewichtsschwäche stets nach unten auf den Boden sehen, um sicherzustellen, dass ihre Füße einen sicheren Untergrund haben. Dadurch jedoch verändert sich die Kopf- und Oberkörperhaltung. Durch den nach unten gerichteten Blick wird der Schwerpunkt im Körper nach oben gezogen und man verliert noch mehr an Bodenhaftung und Sicherheit. Auch bezieht man auf diese Weise seine scheinbare Steh- und Gehsicherheit dann ausschließlich über das Sehen.

Unser Gehirn schafft gewöhnlich über die Augen eine Linie zum Horizont und eine Linie zu den Füßen: Daraus ergibt sich ein Dreieck, das es jedem sehenden Menschen erlaubt, sich in aufrechter Haltung stets sicher am Boden zu fühlen, denn wir nehmen diesen Horizont unbewusst immer als eine gerade Linie zu unseren Füßen wahr. Außer wir stehen am Rande eines Hochhausdachs, dann geht uns diese Sicherheit verloren, da unser Gehirn die waagrechte Linie vom Horizont zu den Füßen nicht herstellen kann – der Horizont liegt nicht auf gleicher Höhe mit unseren Füßen, so geraten wir ins Schwindeln.

Ich habe die Patienten angeleitet zu lernen, wieder geradeaus zu sehen und sich mit ihren Augen an einem Punkt, auf den sie zugehen möchten, festzuhalten. Der nächste Schritt war es, wieder zu lernen, die Füße am Boden zu spüren, statt diese Sicherheit über den Sehsinn, also das Sehen der eigenen Füße zu suchen. Dies macht einen ganz entscheidenden Unterschied. Durch das Erfühlen des Bodenkontaktes mit den Füßen kann das Vertrauen in den eigenen Körper und vor allen Dingen in die Tragfähigkeit der eigenen Beine wieder geweckt werden. Der schönste Lohn für meine Bemühungen war es, miterleben zu dürfen, wie der einen oder anderen von Multipler Sklerose betroffenen Person aufgrund der Verbesserungen Freudentränen über die Wangen liefen.

Grundsätzlich geht es also darum, die richtige Anleitung zu bekommen, nicht nur im Falle solch schwerer Erkrankungen. Jeder Mensch, der weiß wie es geht, kann auf diese Weise selbst die entsprechenden Veränderungen bei sich einleiten. Es ist nicht unbedingt notwendig, sich einen teuren Stuhl gegen Rückenbeschwerden zu kaufen oder seltsame Schuhe, welche an der Sohle gerundet sind, keilförmige Kissen oder ähnliches. Der Schlüssel liegt darin, den Körper wieder in seine Ursprünglichkeit zurückzuführen. Dann können wir auch auf einer Holzbank sitzen, ohne Rückenbeschwerden zu bekommen. Es kommt nicht auf das Material an, sondern auf die Haltung.

Generell ist es seltsam zu beobachten, dass sich unsere Technik heute in vielen Bereichen der Gegebenheit anpasst, dass die Menschen sich nicht mehr gut funktionell bewegen können. Ein Beispiel: der Schulterblick beim Autofahren. Man geht fast schon nicht mehr davon aus, dass ein Mensch dies überhaupt noch kann. Deswegen wird das Auto so gebaut, dass man es auch gar nicht mehr machen muss – wo soll uns dies noch hinführen? Zurück zu einem gesunden Körper bestimmt nicht. Man verkauft uns Bequemlichkeit, die keinen Wert hat, da sie die

Beweglichkeit und Elastizität unseres Körpers noch weiter einschränkt, statt sie zu fördern.

An einem gesunden Menschen können viele Branchen nicht verdienen, das wissen wir. Wir selbst könnten uns viele Schmerzen, Einschränkungen und finanzielle Ausgaben ersparen, wenn wir für uns selbst etwas tun, um gesund zu bleiben und/oder zu werden. Es ist gar nicht so schwer.

Am Anfang steht hierfür die Erkenntnis des Problems, dann das Wissen, was und wie Sie etwas tun können, anschließend die Achtsamkeit, dieses Wissen auch wirklich umzusetzen – und danach schlicht das Üben. Fehlt uns in unserer heutigen Zeit oft der Bewegungsausgleich zu unserem sitzenden Beruf, so können wir zumindest lernen, im Alltag auf unseren Körper und auf unsere Körperhaltung zu achten.

Doch wie ich auch in meinem Unterricht immer anmerke: Glauben Sie mir nicht, fühlen Sie es selbst! Sonst bleibt alles Gesagte Theorie und wird schnell wieder vergessen.

Alles was wir gefühlt haben, gehört als Erfahrung uns. Solange wir noch nie Zahnschmerzen hatten, können wir auch nicht nachvollziehen, wie das ist. Haben wir noch nie ein Kind geboren, so wissen wir nicht, wie sich das anfühlt. Alles, was wir jedoch selbst erlebt haben, ist mit einem Gefühl verbunden, und dieses Gefühl wird in uns abgespeichert und ist als Erinnerung abrufbar. Deswegen ist es so wichtig, die Haltungskorrekturen zu erfühlen, und sie nicht nur theoretisch zu kennen. Haben Sie das einmal an sich selbst gefühlt, so werden Sie erstaunt sein, wie schön es ist. Endlich fühlt sich Ihr Körper wieder leicht an, schmerzfrei, kraftvoll und von innen geöffnet für den Fluss der Lebensenergie. Natürlich ist dies auch ein Prozess. Auf den ersten Aha-Effekt folgt das „Dranbleiben", die regelmäßige Übung, um sich von dem zu entwöhnen, was zu unguter und verformender Gewohnheit geworden ist.

In meiner Haltungsanalyse waren schon Menschen bei mir, die aus der richtig eingenommenen Sitzposition gar nicht mehr aufstehen wollten. Sie fühlten das erste Mal seit langer Zeit, dass alles stimmt, dass es keine Blockierungen mehr gibt und sie dadurch in eine tiefe Ruhe gekommen sind. Es ist für mich immer wieder schön, dies zu beobachten. Es kann so einfach sein.

Wenn wir über unseren Körper und über Körperstatik Bescheid wissen, dann könnten wir beispielsweise den Arzt, der uns eine Knieoperation vorschlägt, fragen, warum er uns nicht alternativ eine Fehlhaltungskorrektur verschreibt, durch welche wir ursächlich an unserem Knieproblem arbeiten können. Zumindest nach einer OP sollte dies unbedingt dazugehören.

Oder wir würden bei Bluthochdruck daran denken, den Brustkorb zu senken, statt dauerhaft Medikamente zu nehmen. Wir könnten unser Keilkissen getrost wegwerfen, weil wir fühlen könnten, dass es für die Wirbelsäule ganz und gar nicht förderlich ist.

Wir könnten innerlich ein wenig Abstand nehmen gegenüber den unterschiedlichen und zum Teil widersprüchlichen Empfehlungen seitens der Medien, Ärzte, Physiotherapeuten und Rückenschullehrer zum Thema Rückengesundheit und Empfehlungen zunächst für uns selbst überprüfen, fühlen, verwerfen oder annehmen. Wir müssen nichts mehr glauben, nur weil es einer sagt oder schreibt. Was Sie fühlen können, ist Ihr Wissen.

Wir würden autark, unabhängig und stark, niemand könnte uns mehr – was unseren Körper betrifft – etwas verkaufen, das wir nicht wollen. Ein schönes Gefühl, für das sich meiner Meinung nach der Aufwand wirklich lohnt.

So könnten wir auch schnell erkennen, ob wir einen guten Yoga-, Tai Chi Chuan-, Qi Gong- oder Pilates-Lehrer vor uns haben. Einfach indem wir beobachten, ob dieser um die Zusammenhänge im Körper weiß, sie selbst fühlt und andere auch fühlen machen kann. Wir müssten uns nicht mehr blenden lassen durch selbstgegebene Meister- oder Sifu-Titel oder durch esoterisches oder asiatisches Drumherum.

Ein Lehrer jeglicher Bereiche ist immer so gut, wie er selbst das Wesentliche verstanden hat, umsetzen und weitervermitteln kann. Für alle Bereiche der Körperarbeit gilt: Wir haben alle denselben Körper, er funktioniert auf eine ganz bestimmte Art und Weise. Als Lehrer ist es wichtig, diese Funktionalität zu studieren, zu kennen und auf sich selbst und auf die Schüler individuell anzuwenden. Dann wird jede Körperarbeit Früchte tragen.

In meiner Tätigkeit als Ausbilderin für Tai Chi Chuan-Kursleiter und -Lehrer steht das Wissen um Körperhaltung und Haltungsgesundheit an erster Stelle. Schon am allererersten Ausbildungswochenende werden die Ausbildungsteilnehmer mit diesem Thema gründlich vertraut gemacht. So hoffe ich, dieses Wissen zu mehren und immer mehr unter die Menschen bringen zu können. Es ist so wichtig.

Achtsamkeit für unsere Haltung

Zur Verdeutlichung meines Ansatzes möchte ich Ihnen einige Beispiele dafür geben, wie Sie sich die individuelle Haltungsanalyse und die dazugehörigen Korrekturen vorstellen können. Dadurch, dass wir generell (und im Tai Chi Chuan insbesondere!) wieder lernen, unseren **Kopf richtig zu tragen,** können wir für mehr Sauerstoffzufuhr im Gehirn sorgen, Blockierungen in der Halswirbelsäule begegnen, Tinnitus vorbeugen und lernen unsere Schultern zu entspannen.

Ein Mensch, der seinen Kopf zu weit vorne trägt, belastet nicht nur Skelettsystem und Muskulatur, sondern ist auch in Gedanken immer in der Zukunft, immer beim nächsten Schritt, wie getrieben und gehetzt – der Körper folgt hinterher.

Tragen wir unseren Kopf aufrecht, mit leicht nach unten gesenktem Kinn, um die Halswirbelsäule blockierungsfrei zu machen, dann erlaubt uns dies auch, im jetzigen Moment zu sein, entspannt.

Aus dieser Entspannung heraus können wir dann ganz anders handeln, als wenn wir uns selbst ständig Druck machen und unseren eigenen Ansprüchen immer hinterherhinken. Auch verändert sich sofort unsere Ausstrahlung, wir wirken auf unser Gegenüber so, wie wir uns nun fühlen: weich und entspannt, präsent und mit einem angenehmen Selbstbewusstsein.

Tragen wir unser Kinn nur ein wenig zu hoch, wirken wir sofort arrogant und unnahbar, unser Atem wird wieder in die Brustatmung gezogen und wir können nicht mehr ausgeglichen und in unserer Mitte sein. Sie sehen – kleine Änderungen der Haltung können zu großen Veränderungen führen!

Oder haben wir beispielsweise unsere **Hände immer fest zu Fäusten geballt,** so rechnen wir innerlich stets mit einem Angriff, gegen den wir uns wehren müssen. Unserem Körper signalisieren wir dadurch höchste Anspannung und stete Alarmbereitschaft, was er dann auch bereitwillig für uns macht.

Das volle körperliche Programm wird hochgefahren, welches der Mensch braucht, um sich wehren zu können. Werden wir uns aber dessen bewusst, so können wir vertrauensvoll unsere Hände öffnen und somit unseren Körper – sprich unsere Atmung, unseren Herzschlag, unsere Verdauung – wieder in einen angenehmen, entspannten Zustand versetzen.

Viele Menschen können ihre Hände schon gar nicht mehr ohne große Mühe wirklich „offen tragen". Um sie zu öffnen, müssen sie einen regelrechten Kraftakt vollführen. Doch diese Dehnung der Handmuskulatur ist nötig, um auch wieder Vertrauen zu bekommen, offen für Neues und für einen entspannten Blick in die Zukunft zu sein.

Wir können Körperliches nicht von Emotionalem und Geistigen trennen, es ist einfach nicht möglich.

Ganzheitliche Bewusstwerdung von Bewegungsabläufen

Gleich hier zu Beginn möchte ich Ihnen einige Fragen nennen, die Sie sich immer wieder und in verschiedenen Situationen stellen können. Sie helfen Ihnen dabei, Ihren Körper immer genauer zu erspüren und somit immer achtsamer zu werden. Das ist der erste Bewusstseinsschritt, um auch modifizierend über die Körperhaltung auf Ihre Befindlichkeit einwirken zu können.

Das Bewusstwerden beginnt mit so einfachen Dingen wie:

Wie stehe ich momentan da?
Wie ist meine Sitzhaltung?
Wie meine Kopfhaltung?
Kann ich meine Schultern, meinen Brustkorb entspannt „hängen lassen"?
Bin ich irgendwo angespannt?
Könnte ich irgendwo im Körper noch muskulär loslassen?
Wie atme ich gerade?
Halte ich öfter die Luft an?
Wie halte ich meine Hände?
Liegen meine Oberarme immer am Körper an?

Allein den Fokus darauf zu richten, verändert die Dinge schon. Wenn wir auf unseren Atem achten, verändert er sich sofort. Wenn wir auf unsere Körperhaltung achten, verändern wir sie schon. Allein den Gedankenimpuls, die Aufmerksamkeit auf etwas zu richten, nimmt unser Körper als Gelegenheit wahr, für den nächsten Moment einmal wieder alles „richtig" zu machen. Probieren Sie es aus.

Es klingt fast schon banal, doch so ein einfacher Vorgang, wie den Brustkorb zu senken bei gleichzeitigem Aufrichten der Halswirbelsäule von hinten, verändert zum Beispiel schon augenblicklich unsere Atmung. Wir müssen nicht einmal pro Woche bestimmte Atemübungen machen, um beispielsweise ein Herz-Kreislauf-Problem in den Griff zu bekommen. Den Brustkorb im Alltag immer wieder senken, das genügt schon.

Dadurch kann das Zwerchfell besser sinken und der Atem nimmt eine andere Verlaufsrichtung, als wenn wir in einer Haltung verharren, bei der wir die Schultern zurückziehen und die Brust rausdrücken, um uns scheinbar aufzurichten. Der Atem wird in einem leicht gesenkten Brustkorb automatisch von Brustatmung zu Bauchatmung umgestellt und so können wir einer Vielzahl an Erkrankungen begegnen, die an Fehlatmung gekoppelt sind, wie beispielsweise Burn-out, Asthma, innere Unruhe oder Schilddrüsenprobleme.

Bei Menschen mit Burn-out oder Bluthochdruck ist der Brustkorb in den allermeisten Fällen angehoben. Das ist die Körperhaltung, die wir einnehmen, wenn wir irgendwie durchhalten wollen oder müssen. Wir reißen uns zusammen. Doch genau dies bedingt die körperlichen Prozesse, welche uns nach einem gewissen Zeitraum krank machen.

Diesen Kreislauf können wir unterbrechen, indem wir uns unserer Körperhaltung bewusst werden. Wäre das nicht besser, kostengünstiger und gesundheitsfördernder, als langfristig Bluthochdruckmedikamente zu nehmen, welche oftmals leider gar nicht den gewünschten Erfolg bringen, da sie nicht bei der Ursache ansetzen?

Die Kraft unserer Gedanken

Sicher ist es Ihnen auch schon aufgefallen: In unserem Leben rückt immer genau das in unser Blickfeld, für das wir uns gerade am meisten interessieren oder was gerade Thema in unserem Leben ist.

Haben wir gerade ein Kind bekommen, sehen wir überall Mütter und Väter mit Kinderwägen. Oder wollen wir gerade ein Haus bauen, so achten wir vermehrt auf Materialien und Bauweisen von Häusern. Wenn wir gerade Fußgänger sind, schimpfen wir über die Autofahrer, und wenn wir gerade im Auto sitzen, über die Fußgänger. Wir solidarisieren uns meist mit dem, was uns selbst betrifft.

Leben wir nun gedanklich immer in Erwartung von Schwierigkeiten oder Enttäuschung, kann am Ende auch nicht viel Gutes dabei herauskommen. Tatsache ist: dort, wo wir unsere Aufmerksamkeit hingeben, vergrößern sich unser Fokus, unsere Wahrnehmung und unser Blickfeld.

Diese menschliche Eigenschaft können wir uns zunutze machen, indem wir unser Bewusstsein dafür schärfen, auf was wir eigentlich gerade unseren Fokus richten, und somit lernen, Beobachter unserer Gedanken zu werden.

Das Wissen alleine, dass wir nicht unsere Gedanken sind, sondern Gedanken haben, ist ein erster wichtiger Schritt zu mehr Bewusstsein auf allen Ebenen. Wenn wir uns mit unseren Gedanken identifizieren, sitzen wir meist schon in der Falle: Wir sind dann oftmals nicht mehr in der Lage, auch andere – meist erfreulichere – Aspekte unseres Daseins wahrzunehmen.

Unsere Gedanken haben eine Tendenz zu bewerten. Diese Bewertungen entstehen aus unseren individuellen Erfahrungshintergründen und koppeln sich oft augenblicklich an eine momentane Wahrnehmung. Wenn wir nicht achtsam sind, können sich daraus destruktive Gedankenketten bilden, welche unser Wohlbefinden und unsere Selbstwahrnehmung empfindlich beeinträchtigen können.

Nehmen wir als Beispiel den Vergleich: Sie sieht besser aus als ich, er hat mehr Geld, sie hat mehr Ansehen, er eine attraktivere Partnerin … und sofort fühlen wir uns minderwertig.

Es gibt einen schönen und sehr treffenden Spruch: „Wo Vergleich beginnt, endet Glück." So ist es.

Verharren wir in diesen Gedankenstrukturen, dann kann es nur wenig Glück für uns geben. Alles, was wir sind, was wir tun, wie wir wirken, sehen wir dann in diesem getrübten Licht des Vergleichs und das lässt uns unsere persönlichen Vorzüge, positiven Eigenschaften und individuellen Talente nur schwer erkennen.

Wenn uns nun gar nicht bewusst ist, dass diese negativen Gefühle aus einem Vergleich resultieren, dann glauben wir wirklich, die Welt sei so: ungerecht und nicht lebenswert, und wir darin nicht liebenswert.

Ist uns aber bewusst, dass dieses Gefühl erst nach einem bewertenden Gedanken entstanden ist, so können wir versuchen, anders zu denken, um uns anders zu fühlen.

Dadurch schaffen wir es nicht nur, uns selbst in einem besseren Licht zu sehen, vielleicht gelingt es uns sogar, uns mit dem Menschen mitzufreuen, den das Leben in unseren Augen so reich gesegnet hat. Durch das Mitfreuen geht es uns nicht nur selbst besser, es hebt uns auch auf eine andere emotionale Ebene in zwischenmenschlichen Beziehungen.

Ein weiteres Beispiel sind an negative Erfahrungen gekoppelten Wahrnehmungen wie: „Das war ja klar, dass mir das wieder passiert." oder „Ich kann das nicht." oder „Mich nimmt ja sowieso wieder keiner wahr." Gedanken solcher Art sind oft schwer von den altbekannten Gefühlen, die daraus resultieren, zu trennen – doch wir können es versuchen. Tun wir dies nicht, verselbstständigen sich die negativen Gedanken und lassen uns irgendwann zu verbitterten alten Menschen werden.

Es macht viel Arbeit und erfordert viel Bewusstsein, die in unserem Gehirn verknüpften emotionalen Erinnerungen und Gedankenmuster wieder zu lösen, doch es ist möglich. Die moderne Hirnforschung weiß um die Neuroplastizität: Unser Gehirn ist veränderbar und wir können aktiv daran mitwirken, neue Bahnen für Gefühle und Gedanken zu legen. So wie alte Erfahrungen gespeichert und Schlüsse daraus gezogen werden, so ist es auch möglich, diese alte Erfahrungen durch neue, „gesündere" zu ersetzen und damit aus den alten Automatismen auszusteigen. Die regelmäßige Praxis von Tai Chi Chuan in einem Umfeld, in dem Achtsamkeit, gegenseitiger Respekt und Wertschätzung kultiviert werden, kann solche neuen zuträglichen Bahnen legen, sogar ohne dass man sich auf der kognitiven Ebene mit dem Ursprung der einschränkenden Anschauungen und Gefühle beschäftigen muss.

Die Arbeit an uns selbst ist immer eine Lebensaufgabe und im Gegensatz zum Anhäufen von Reichtum oder dem Versuch, die Schönheit künstlich zu erhalten, eine sinnerfüllte Aufgabe. Denn wer möchte schon im Alter zu den Verbitterten gehören, die gemieden werden, weil sie hauptsächlich Negativität ausstrahlen? In diesem Falle nützt auch der ganze Reichtum und ein schönheitsoperierter Körper nichts.

Auf die Signale des Körpers hören

Jegliche noch so kleine Veränderung in unserem Leben beginnt damit, dass uns bewusst geworden ist, dass wir etwas ändern möchten. Damit diese Bewusstwerdung möglich ist, muss es ein Erkennen geben und somit eine Bewertung der eigenen Situation oder eines äußeren Umstandes, mit dem wir nicht mehr einverstanden sind.

Innerlich an dem Punkt angekommen zu sein, der uns zu einer Veränderung bewegt, bedeutet oft, schon einen langen Weg gegangen zu sein. Einen Weg, der vielleicht lange Zeit für uns genau so richtig war, der es aber aus irgendwelchen Gründen ab einem gewissen Punkt nicht mehr ist. Dieser gewisse Punkt ist oft ein Leidensdruck, kann aber auch pure Neugierde sein oder schlichtweg die Hoffnung auf eine Verbesserung durch das Einschlagen einer anderen Richtung.

Unser Körper macht uns diesbezüglich ganz klare Ansagen: Ich habe Hunger und Durst, ich bin müde, ich bin fit, ich bin gesund oder ich bin krank. Darüber brauchen wir nicht nachzudenken. Die körperlichen Empfindungen, welche sich in den entsprechenden Situationen einstellen, sind deutlich genug. Meistens reagieren wir auch sofort. Wir essen, trinken, schlafen oder kümmern uns gut um uns selbst, wenn wir körperlich erkrankt sind.

Manchmal aber legen wir uns auch nicht hin, wenn wir müde sind, essen oder trinken zu viel oder zu wenig oder ignorieren langfristig Krankheitssymptome.

Unser Körper kann dies alles eine Weile aus einem Überlebenstrieb heraus kompensieren, doch irgendwann zahlen wir einen Preis für unser Wegschauen. Instinktiv wissen wir bereits die ganze Zeit, dass wir uns nicht richtig verhalten, gegen die Natur sozusagen, diese Stimme meldet sich bei jedem von uns. Wie schon oft in unserem Leben haben wir diese Stimme unterdrückt, ignoriert, weggepackt, in der Hoffnung, es werde schon alles gut werden. Doch es wird nicht gut. Das kann es gar nicht, denn alles Naturgegebene folgt einer Ordnung, und damit wir uns an diese Ordnung halten können, wurde uns die Fähigkeit, Entscheidungen treffen zu können, zuteil. Wir können entscheiden und das ist manchmal gar nicht so einfach.

Was Krankheitssymptome selbst betrifft, sind sie ein Hinweis unseres Körpers darauf, was wir verändern sollten, damit es uns wieder besser geht. Leider haben viele Menschen verlernt, die Symptomsprache ihres Körpers zu übersetzen. Allzu sehr verleitet die Arzneimittelwerbung dazu, einfach die Symptome auszuschalten. Krankheit ist als Sprache unseres Körpers jedoch immer sinnvoll, sie möchte uns den richtigen Weg für unser Leben zeigen. Verschließen wir unsere Augen und Ohren vor dieser Wahrheit, müssen wir die Konsequenzen tragen.

Erkrankungen entstehen jedoch nicht nur aus vernachlässigten körperlichen Bedürfnissen heraus, sondern auch aus übersteigerten oder unterdrückten Gefühlen, aus langanhaltenden kreisenden Gedanken und aus dauerhafter Negativbewertung uns umgebender Bedingungen oder Situationen.

Auch die traditionelle chinesische Medizin bezieht diese Themen als Krankheitsursache immer mit ein, worauf ich im Unterkapitel *Gefühle aus Sicht der TCM* ab Seite 93 noch näher eingehen werde.

Vorbeugend in sich lauschen

Sich vorbeugend zu verhalten, bedeutet wachsam zu sein, aufmerksam, sich bewusst zu werden:

Welche Gedanken habe ich gerade?

Welche Gefühle möchten sich in mir breit machen?

Welches sind die kleinen Signale meines Körpers?

Diese Art der auf sich selbst gerichteten Aufmerksamkeit haben nicht viele von uns von zu Hause erlernt. Mehr noch: Diese Art der Selbstwahrnehmung wird sogar leider oft mit Egoismus gleichgesetzt. Viele Menschen haben gelernt: Nicht ich bin wichtig, sondern die anderen.

Mit dieser Thematik können sich beispielsweise vom Brustkrebs betroffene Frauen zwecks ihrer Heilung auseinandersetzen: mehr an sich selbst zu denken und weniger an die anderen – aller Erziehung zum Trotz. Dieses Umlernen ist schwer, doch es lohnt sich.

Heilung bedeutet immer, sich dem Krankheits-Geschehen zuzuwenden, nicht, davor wegzulaufen. Sie bedeutet, das eigene Leben und den eigenen Körper wieder in den Fokus zu nehmen, die Welt einmal die Welt sein zu lassen, die Arbeit die Arbeit, die Äußerlichkeiten die Äußerlichkeiten. Es sollte nun einmal um uns gehen, um das, was wir möchten, um das, was uns gut tut, und das, was nicht. Dies erfordert Zeit, Mut und den starken Willen zu Veränderung.

Doch wie schaffen wir es, diese Art von Selbst-Bewusstsein und Selbst-Wahrnehmung zur Prävention in unserem Alltag zu halten? Die Achtsamkeit nicht nur im Außen zu haben, sondern auch gleichzeitig in unserem Inneren, auf unseren Gefühlen und Gedanken, unserem Körper, während wir zum Beispiel im Büro sitzen?

Für mich persönlich war der Schlüssel zu der Fähigkeit, mit geöffneten Augen gleichzeitig nach außen und nach innen sehen zu können, eindeutig die Praxis des Tai Chi Chuan und Qi Gong.

Sechs Jahre habe ich mit meiner Familie in Asien gelebt, in Thailand, Saudi-Arabien und auf den Philippinen. In Cebu auf den Philippinen bin ich durch Zufall auf meinen hochgeschätzten Lehrer Benny Arnel Besa getroffen. In den Jahren meines täglichen Trainings mit ihm habe ich zunächst verschiedene Tai Chi Chuan-Formen und Qi Gong-Übungssysteme kennen gelernt. In den ersten Jahren meines „Formenlaufens" dachte ich, es würde genügen, wenn die Form schön aussieht, ästhetisch und elegant. Doch mit der Zeit spürte ich, dass etwas fehlt, und begann mit meinem Lehrer Benny an den Feinheiten der Bewegungen zu arbeiten, um sie mit mehr Sinn und Energiefluss zu erfüllen.

Im Jahre 2000, wieder zurück in Deutschland und in meiner Übungspraxis auf mich alleine gestellt, habe ich dann nach und nach die grundlegenden Tai Chi Chuan-Prinzipien nach Yang Cheng Fu, die Sie im Laufe des Buches noch genauer kennen lernen werden, als Richtlinie für meine eigenen weiteren Feinkorrekturen in meine Tai Chi Chuan-Formen eingearbeitet. Ich begann beispielsweise zu fühlen, wie ich es machen muss, damit mein Kopf sich gehalten und belebt anfühlt. Was ich verändern muss, um meine Wirbelsäule wirklich aufzurichten. Wie ich es schaffen kann, mein Körpergewicht immer tiefer zu legen, um eine gute Verwurzelung zu erreichen.

Durch diese Art der Wahrnehmung bin ich zu fühlbaren Veränderungen und wichtigen Erkenntnissen gelangt. Diese gebe ich in meinem Unterricht an meine Schüler und in meinen Ausbildungen an die Teilnehmer weiter. Im Laufe meines Unterrichtens hat sich eine Essenz aus diesen Erkenntnissen herauskristallisiert, die ich Ihnen mit diesem Buch gerne vorstellen möchte.

Dabei ist es mir wichtig, auch Menschen, die nicht den Weg des Tai Chi Chuan oder Qi Gong gehen möchten oder können, eine Möglichkeit zu zeigen, wie Sie durch kleine Übungen zu mehr Achtsamkeit, Gesundheit und Körperbewusstsein finden.

Kapitel 2

Wie alles begann: Haltungskorrekturen im Tai Chi Chuan bei typischen Fehlhaltungen

In meiner langen, täglichen Unterrichtserfahrung habe ich immer wieder festgestellt, dass es den meisten Menschen sehr schwer fällt, die Grundhaltung des Tai Chi Chuan und Qi Gong einzunehmen. Zu Beginn meiner Unterrichtstätigkeit habe ich mich immer gefragt, warum. Diese Frage stand am Anfang meiner Studien zum Thema Haltungsgesundheit.

So begann ich den jeweiligen Schüler meines Tai Chi Chuan- und Qi Gong-Unterrichtes genauer in Augenschein zu nehmen und mir zu Beginn gleich die Wirbelsäule anzusehen.

Ausgehend von diesen Beobachtungen habe ich ein System entwickelt, das die Grundhaltung, den sogenannten Reiterstand und somit die Stände und Basis-Bewegungen im Tai Chi Chuan zur Herausarbeitung von spezifischen Fehlhaltungen individualisiert.

Diesen Reiterstand, der auch Zen-Stehen genannt wird, möchte ich Ihnen nun gerne einmal genauer vorstellen, denn er ist auch die Basis der in diesem Buch vorgestellten Übungen zur Fehlhaltungskorrektur.

Die Grundhaltung, der Reiterstand

Eine Grundhaltung im Tai Chi Chuan und in den meisten Qi Gong-Übungen ist der so genannte Reiterstand. In dieser, für die meisten Menschen erst einmal äußerst ungewohnten Haltung, geht es hauptsächlich darum, das Gewicht des Oberkörpers auf die Beine und somit auf die Füße zu bringen. Die Tai Chi-Form selbst wird dann in dieser „Sitzhaltung" ausgeführt.

Im Tai Chi Chuan und in vielen Qi Gong-Übungen bringen wir den Körperschwerpunkt durch die fast lotrecht aufgerichtete Wirbelsäulenhaltung in den Ständen sehr tief. Dadurch erreichen wir ein sehr stabiles Stehen, fast so, als würden wir Wurzeln schlagen. Diese Sitzhaltung im Stehen und in der Bewegung ist nicht nur für den gesundheitlichen Aspekt, sondern auch für den Kampfkunstaspekt des Tai Chi Chuan von großer Bedeutung.

Im vierten Kapitel gehe ich näher darauf ein, dass auch im normalen Sitzen, Gehen und Stehen der Schwerpunkt durch eine natürlich aufgerichtete Wirbelsäule tief liegen sollte.

Alleine durch diese ungewöhnliche Haltung im Reiterstand werden im menschlichen Körper schon eine Vielzahl an gesundheitsfördernden Prozessen angeregt. Die Wirbelsäule wird komplett entlastet, muskuläre Verspannungen können sich lösen, die tiefe Bauchatmung ergibt sich von selbst, Lenden- und Bauchmuskulatur, sowie Beinkraft werden gestärkt, die Durchblutung der inneren Organe wird angeregt. Die Nerven, welche von der Wirbelsäule ausgehend die Organe versorgen, werden „freier" gelassen. Unsere Geisteshaltung verändert sich positiv, da wir in dieser Position Zugang zu unserem Kraftzentrum im Unterbauch bekommen – nicht umsonst stehen Kampfkünstler aller Disziplinen oder der Rockstar mit seiner E-Gitarre auf der Bühne immer in dieser Grundhaltung.

Körperwahrnehmung im Reiterstand

Auch die Tatsache, dass der Reiterstand ein stilles Stehen ist, birgt die Möglichkeit zur Entschleunigung in sich, die viele Menschen sich heutzutage so sehr für ihr Leben wünschen.

So stehend haben wir beispielsweise die Gelegenheit, unseren Körper wieder einmal wahrzunehmen, indem wir die nun entstandene Statik überprüfen.

Doch auch ohne diese Art des Stehens aus dem Unterricht einer Bewegungskunst zu kennen, können Sie es anhand des nebenstehenden Fotos einfach einmal ausprobieren und sich währenddessen die folgenden Fragen zur Körperwahrnehmung stellen.

Wie ist die Gewichtsverteilung an den Füßen? Auf allen neun Punkten gleichmäßig verteilt? Auf den Zehen, am Ballen innen und außen, auf der Unterseite der Außenkante und der Ferse?

Oder kippe ich zu weit auf die Zehen oder auf die Ferse, nach innen oder nach außen?

Sind meine Fußgelenke geöffnet oder geschlossen, weil nach innen gedreht?

Sind meine Kniegelenke geöffnet oder geschlossen, weil durchgedrückt und/oder nach innen gedreht?

Habe ich meine Hüfte an den Seiten muskulär stabilisiert oder „bricht" die Hüfte seitlich aus?

Sind meine Leisten gut geöffnet? Spüre ich deren leichte Dehnung?

In welcher Stellung befindet sich mein Becken? Habe ich es aufgerichtet?

Spüre ich das Hängenlassen des Pos? Den Zug rund um die Lendenwirbelsäule? Eine leichte Anspannung der Bauchmuskulatur durch die veränderte Beckenhaltung?

In welcher Stellung befindet sich meine Lendenwirbelsäule? Habe ich es geschafft, sie zu begradigen? Das Hohlkreuz herauszunehmen?

Spüre ich die Verlängerung der Lendenwirbelsäule in einem fließenden Übergang zur Brustwirbelsäule? Habe ich meine Brustwirbelsäule begradigt, indem ich den Brustkorb etwas einsinken lasse und die Halswirbelsäule von hinten aus leicht nach oben ziehe?

Könnte ich meine Schulterblätter noch etwas absenken?

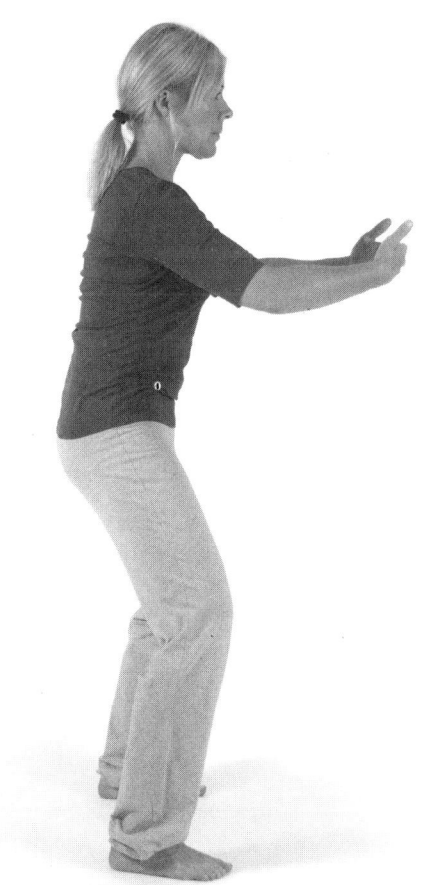

Der Reiterstand

Den Reiterstand kennt man auch unter andern Namen, zum Beispiel stehende Säule, Zen-Stehen und Baum-Umarm-Stellung. Diese Tai-Chi-Grundhaltung im Stehen ist eine ideale Haltung um zu einer umfassenden Körperwahrnehmung zu gelangen. Sie dient der bewussten Entspannung der Muskulatur, um das Fließen des Qi anzuregen und um uns zu verwurzeln. Hin- und herspringende Gedanken finden zur Ruhe – und so dient diese Haltung auch dazu, den Geist zu zentrieren, die Aufmerksamkeit zu schulen und uns zu ent-schleunigen. Zudem wird im Reiterstand die Beinmuskulatur gekräftigt und eine entspannte aufrechte Haltung geübt und das Durchhaltevermögen trainiert.

Ist mein Kinn leicht nach unten gekommen? Der höchste Punkt des Kopfes am Scheitel mit einem leichten Zug nach oben versehen?

Geht mein Blick geradeaus oder sehe ich auf den Boden?

Wo fließt nun mein Atem hin? Wie fließt er? Sind Ein- und Ausatmung gleich lang oder unterschiedlich?

Spüre ich das Heben und Sinken des Zwerchfelles?

Fühlt es sich an, als würde mein Körpergewicht lotrecht nach unten sinken können, oder spüre ich irgendwo im Körper noch muskuläre Anspannung, welche ein vollständiges Absinken des Körpergewichtes verhindert?

Kann ich diese Anspannung loslassen?

Durch diese Art des „Abscannens" im Reiterstand haben wir die große Chance zu lernen, unseren Körper von außen und innen wieder wahrzunehmen. Tun wir das in dieser Übung und auch generell im Tai Chi Chuan und Qi Gong immer wieder, automatisiert der Körper dieses Bewusstsein. Irgendwann müssen wir nicht mehr immer wieder hinfühlen, wir spüren einfach, wie wir stehen oder gehen oder sitzen, wie wir atmen, oder ob und wo wir angespannt sind. Doch bis dahin ist einiges an Arbeit notwendig. Unser Gehirn muss erst einmal darauf konditioniert werden, wir müssen neue Bahnen der Erfahrung legen.

Diese Arbeit ist absolut lohnenswert, denn durch diese Art der Körperwahrnehmung könnte beispielsweise eine Vielzahl an Herz-Kreislauf-Problemen, an Depressionen oder Burn-out-Symptomen verhindert werden.

Denn statt immer nur Symptome zu bekämpfen oder dann erst zu reagieren, wenn es fast schon zu spät ist, empfiehlt es sich, präventiv Tai Chi Chuan, Qi Gong oder eine andere sanfte Bewegungskunst zu erlernen. Nicht umsonst haben unsere deutschen Krankenkassen diese Übungssysteme auch in ihren Katalog der Präventivmaßnahmen aufgenommen.

Wahrnehmung und Achtsamkeit

Wir Menschen hier im Westen haben weitgehend nicht erlernt, unseren äußeren und inneren Körper sowie unsere Gedanken wahrzunehmen und zu beobachten. In den meisten Fällen spüren wir unseren Körper erst, wenn er schmerzt, doch die kleinen Signale vorher ignorieren wir oft völlig. Wir wundern uns, warum wir in Depressionen abrutschen – würden wir die Abwärtsspirale unseres Denkens beobachten, könnten wir sie aufhalten.

Wahrnehmung und Achtsamkeit sind für unsere Gesundheit essentiell, doch in unserer Kultur und Religion leider nicht als Selbstverständlichkeit verankert.

Glücklicherweise ist in einer breiten Bevölkerungsschicht diesbezüglich ein Wandel festzustellen. Immer mehr Menschen kümmern sich selbst darum, körperlich und emotional gesund zu werden und zu bleiben. Immer mehr Menschen fühlen sich auch zu den asiatischen Lebensphilosophien, zur traditionellen chinesischen Medizin TCM und zur Naturheilkunde hingezogen.

Dieser Trend ist meiner Meinung nach nicht aufzuhalten. Uns hungert es danach, ganzheitlich gesehen zu werden, wir haben es lange genug erlebt, dass unsere hiesige Schulmedizin unseren Körper meist getrennt von unserem Wesen betrachtet. Ich begrüße diese neue Entwicklung sehr und bin mir sicher, dass wir in der nicht allzu fernen Zukunft über die Vereinzelung der Betrachtungsweise des menschlichen Körpers und Wesens, wie sie heute in der herkömmlichen Medizin noch oft üblich ist, den Kopf schütteln werden.

Vielleicht wird es eines Tages auch bei uns in Deutschland zum gewohnten Bild gehören, dass Menschen im Freien Tai Chi Chuan ausüben. Das ist ein großer Wunsch von mir.

Umgang mit Fehlhaltungen

In unserer Gesellschaft haben aufgrund vieler verschiedener Ursachen die meisten Menschen eine Fehlhaltung, auch wenn ihnen dies oft gar nicht bewusst ist. Wenn wir nun als Tai Chi Chuan- oder Qi Gong-Kursleiter oder Lehrer davon ausgehen, dass wir jeden Menschen auf die gleiche Art und Weise in die Grundhaltung der Übungen bringen können, liegen wir falsch. Tun wir dies, so ist die individuelle Korrektur, mit Hilfe derer so vielen Menschen geholfen werden könnte, nicht gegeben.

Es macht einen enormen Unterschied, mit welcher **Intention und somit in welche Richtung** wir einem Muskel „befehlen", sich zu bewegen. Nicht nur im Tai Chi Chuan und im Qi Gong, auch im alltäglichen Leben.

Am Beginn jeder Bewegung steht ein Impuls, der Gedanke und Wunsch etwas zu tun, auch wenn wir diesen nicht immer im Bewusstsein haben. Sehen wir uns beispielsweise einmal typische Tai Chi Chuan-Bewegungen an wie „einen Menschen zu mir ziehen,, und „einen Menschen von mir stoßen".

In beiden Fällen strecken wir die Hand nach diesem Menschen aus, benötigen also die entsprechende Armmuskulatur dazu. Da jedoch unser Gehirn im Falle des „Ziehens", schon bevor die Hand überhaupt ausgestreckt wurde, die Absicht dieser Bewegung bereits kennt, stellt unser Körper die nötige Energie bereit, in der Vorwärtsbewegung des Armes dessen Rückwärtsbewegung schon mit einzuschließen. Eine ziehende Energie entsteht.

Im Falle des „Stoßens" strecken wir ebenfalls die Hand nach unserem Gegenüber aus, benötigen also wiederum die Muskelkraft der Arme. In diesem Fall jedoch ist die **Bewegungsabsicht** eine andere. Die Bewegung soll, so weit es nur möglich ist, nach vorne ausgeführt werden und schließt in ihrer Absicht nicht die Rückwärtsbewegung mit ein. Eine stoßende Energie entsteht.

Dementsprechend bekommt die Muskulatur der Arme und Hände über die Nerven einen jeweils unterschiedlichen Bewegungsauftrag und es entsteht eine grundsätzlich andere **Richtungsenergie** in der Bewegung.

Beim Sinken in den Reiterstand verhält es sich genauso.

Zunächst einmal der Idealfall:

Ausgehend von einer gesunden, S-förmigen Wirbelsäule geschieht das Sinken in die Grundhaltung des Tai Chi Chuan und Qi Gong folgendermaßen:

Wir richten von einem schulterbreiten und aufrechten Stand ausgehend unsere Aufmerksamkeit auf unser Steißbein.

Wir ziehen unser Steißbein leicht nach vorne und spüren, wie diese Bewegung die Haltung unseres Beckens verändert. Das Becken wird aufgerichtet.

Dadurch kommen wir leicht in die Knie. Damit unser Oberkörper nun nicht nach hinten kippt, müssen wir ausgehend von der Lendenwirbelsäule unsere Brustwirbelsäule leicht nach oben ziehen und nach vorne runden. Dies fühlt sich zunächst an, als bekämen wir einen Buckel, sehen wir uns aber von der Seite in einem Spiegel an, können wir beobachten, dass dem nicht so ist. Die Wirbelsäule richten wir weiterhin auf, indem wir von der Brustwirbelsäule ausgehend die Halswirbelsäule leicht nach oben ziehen, bis zum höchsten Punkt am Kopf.

Ist die Wirbelsäule frei und beweglich, ist es nicht schwer, diesen Stand einzunehmen, um dadurch die Wirbelsäule fast lotrecht aufzurichten und somit die einzelnen Wirbelabschnitte blockierungsfrei miteinander zu verbinden.

Doch ist sie es nicht, dann gibt es ein Problem.

Der Schlüssel: der individuelle Bewegungsbeginn des Sinkens

Mir fiel auf, dass es für Menschen mit einem Hohlkreuz ideal ist, den Reiterstand mit Fokus auf das Steißbein zu beginnen. So wird das Becken zuerst aufgerichtet und die tiefliegende Muskulatur der Lendenwirbelsäule zieht die Hyperlordose in die entgegengesetzte Richtung. Kann diese Beckenhaltung dann in der Tai Chi Chuan-Bewegung gehalten werden, gewöhnt sich die Muskulatur mit der Zeit daran und richtet die Wirbel wieder dauerhaft in ihre ursprüngliche S-Kurve. Ein Fitnesstraining für die Lendenmuskulatur!

Menschen, welche aber ein Hohlkreuz in der Brustwirbelsäule aufweisen – und das sind in der Mehrheit Frauen um die 50 –, dient es jedoch gar nicht, den Bewegungsbeginn des Sinkens auf das Steißbein oder auf das Becken zu legen. Im Gegenteil!

Da ein Hohlkreuz immer eine Blockierung in der Wirbelsäule darstellt, kann eine Bewegung nicht weitergeleitet werden. Sinkt nun eine Frau mit einer derartigen Blockade mit Fokus auf das Vorziehen des Steißbeines oder das Aufrichten des Beckens in den Reiterstand, so setzt sich diese Bewegung nicht bis zum Ende der Brustwirbelsäule fort. Die Blockierung bleibt bestehen. In dieser Haltung kann selbst die wohlgemeinteste Tai Chi Chuan- oder Qi Gong-Übung nicht ihre Wirksamkeit entfalten.

Ähnlich gestaltet es sich auch mit einer zu starken Rundung der Brustwirbelsäule: Sinkt der Tai Chi-Praktizierende vom Steißbein oder vom Becken aus in den Reiterstand, wird dies niemals die obere Brustwirbelsäule wieder aufrichten, selbst wenn er sie im Nachhinein versucht zu begradigen. Bei einer Blockierung in der Halswirbelsäule ist es genauso.

Eine genaue Beschreibung typischer Fehlhaltungen finden Sie im fünften Kapitel.

Oftmals aus Unwissenheit werden Tai Chi Chuan-Praktizierende sogar angeleitet, in die Knie zu sinken, doch das ist nicht nur falsch, sondern belastet die Knie über die Maßen und hat auch keine förderliche Auswirkung auf die Wirbelsäule, im Gegenteil. In vielen Anweisungen zu Tai Chi Chuan oder bestimmten Qi Gong-Übungssystemen hört oder liest man leider häufig nur einen einzigen Satz: „Wir richten unsere Wirbelsäule auf", doch wie das eigentlich genau geht, das ist das Entscheidende! Der Schlüssel hierfür ist der „individuellen Bewegungsbeginn des Sinkens".

Der individuelle Bewegungsbeginn des Sinkens ist ausschlaggebend für eine dauerhafte Korrektur von Wirbelfehlstellungen und somit der Initiator für eine langfristige Veränderung von Körperhaltung, Ausgeglichenheit von Emotionen und einer ruhigen und gelassenen Geisteshaltung.

Arbeiten wir nicht mit einer individuellen Wirbelsäulenkorrektur, dann begrenzen wir uns der Möglichkeiten, die wir durch die Praxis des Tai Chi Chuan haben könnten.

Wenn nun ein Tai Chi Chuan- und/oder Qi Gong-Praktizierender seine Schwachstellen im Körper gut kennt und sich seiner individuellen Fehlhaltungen bewusst ist, so hat er während der Übungen eine wundervolle Gelegenheit, diese nach und nach herauszuarbeiten. Ähnlich wie in einer guten Krankengymnastik, doch sehr viel umfangreicher, dauerhafter und präziser.

Verbinden wir die so entstandene Körperhaltung im Sinken noch mit der Tai Chi Chuan-Form gleich welchen Stils, erklärt sich daraus der bekannte Satz: „Tai Chi Chuan macht geschmeidig wie ein Kind, stark wie ein Holzfäller und gelassen wie ein Weiser."

Dass die Praxis des Tai Chi Chuan und Qi Gong Haltungsschäden ausgleichen kann, ist in der breiten Bevölkerung und auch in der Ärzteschaft und bei Physiotherapeuten leider noch gar nicht so sehr bekannt. Genannt werden in diesem Zuge auch von den Medien meist nur Krankengymnastik, Yoga und Pilates.

Voraussetzung für den Ausgleich von Haltungsschäden während der Tai Chi Chuan-Praxis ist jedoch, dass der Kursleiter oder Lehrer die individuelle Problematik seiner Teilnehmer in den Unterricht mit einbezieht. Hierfür möchte ich auch mit meinem Buch behilflich sein.

Doch Tai Chi Chuan beinhaltet noch viel mehr als eine rein physische Haltungskorrektur. Es arbeitet ganzheitlich – an Körper, Geist und Seele zugleich –, kann durch die im Stehen erlernte Ausführung in die Alltagsbewegungen übertragen werden und somit den Menschen wieder in seine Kraft und in einen ausgeglichenen Gefühlszustand bringen.

Die Art und Weise, wie sich ein Mensch während der Ausübung der Tai Chi Chuan-Form bewegt, birgt in sich eine hohe Aussagekraft über dessen Art und Weise, dem Leben zu begegnen. Ein einfühlsamer und gut ausgebildeter Lehrer oder Ausbilder bemerkt dies und hat gelernt, diese Ausstrahlung direkt der Körperlichkeit zuzuordnen. So ist es möglich, dem Tai Chi Chuan-Praktizierenden auch ohne Verbalisierung seiner individuellen Lebensthemen alleine über die Einarbeitung von Feinkorrekturen in der Körperhaltung ein Tor zu öffnen für einen Weg in ein gesünderes und glücklicheres Leben.

Doch verständlicherweise möchte oder kann nicht jeder Mensch Tai Chi Chuan oder Qi Gong erlernen. Vielleicht ist es manchem zu aufwendig, oder er hat an seinem Wohnort nicht die Gelegenheit dazu.

Für all diejenigen von Ihnen habe ich aus dem Tai Chi Chuan heraus ein Konzept entwickelt, mit dem man zu Hause, mit einfachen Übungen, seine Wirbelsäule wieder gut aufrichten, Haltungsschäden somit ausgleichen und Kräftigung und Wohlbefinden erreichen kann. Diese Übungen stelle ich Ihnen im Praxisteil des Buchs ab Seite 103 vor.

Zunächst aber noch einige Hintergründe zur Quelle meiner Arbeit, damit Sie nachvollziehen können, aus welchem Wissens- und Erfahrungshintergrund meiner Erkenntnisse stammen.

Kapitel 3

Tai Chi Chuan für ganzheitliche Haltungsgesundheit

Die ganzheitliche Wirkungsweise der Tai Chi Chuan-Praxis

Die östlichen Philosophien sind uns näher gerückt, ein größerer Wunsch nach Ganzheitlichkeit ist spürbar. Immer mehr Menschen erkennen und schätzen den Wert von präventiven Maßnahmen zum Erhalt der Gesundheit. Tai Chi Chuan wird in vielen Ländern täglich zur Gesunderhaltung des Körpers praktiziert – es ist eine Heilgymnastik und innere Kampfkunst, die nachweislich zur Vorbeugung vor vielen Krankheiten geeignet ist.

Ganzheitlichkeit bedeutet im Grunde nichts anderes, als dass Körper, Gefühle und Gedanken nicht voneinander zu trennen sind. Ein Gedanke oder ein Gefühl ziehen auch immer eine körperliche Reaktion nach sich. Werden Gefühle oder Gedanken überstrapaziert, in dem Sinne, dass wir sie entweder permanent unterdrücken oder über einen längeren Zeitraum exzessiv ausleben, so können sich körperliche Reaktionen mit der Zeit verfestigen und zu körperlichen Mustern werden. Das gilt für unsere Körperhaltung wie für die Gesundheit unserer Organe.

Denken wir beispielsweise an einen Menschen, der permanent auf alles und jeden lautstark wütend ist. Er wird dadurch nicht nur Herz und Kreislauf irgendwann stark belasten, sondern auch Leber und Galle. Der Brustkorb ist in diesem Zustand chronisch angehoben und verformt so auf Dauer die Wirbelsäule. Ein in sich zusammengesunkener Mensch kann nicht wirklich wütend sein, und in einem chronisch angehobenen Brustkorb findet der Mensch keinen richtigen inneren Frieden.

Der Ansatz des Tai Chi Chuan und auch der daraus von mir entwickelten Methode der Haltungsgesundheit nimmt den Zugang über den Körper, um auch Gefühle, Gedanken und Organe wieder in ein gutes Gleichgewicht zu bringen.

Um meine Ausführungen an einem Beispiel zu verdeutlichen, möchte ich Ihnen gerne zu Beginn dieses Kapitels kurz eine Episode schildern, die mich selbst sehr erstaunt hat.

Da ich mich im Rahmen meiner therapeutischen Tätigkeit und meiner Lehrtätigkeit auch sehr für Hirnforschung interessiere, habe ich mich vor ein paar Jahren einmal in dem Mannheimer „Zentralinstitut für seelische Gesundheit" als Probandin für die Hirnforschung gemeldet. Thema der Forschungsarbeit war es, die im Gehirn messbaren Unterschiede zwischen Borderline-Patienten und gesunden Probanden in Bezug auf die emotionale Selbstregulationsfähigkeit des Menschen herauszufinden. Ich wurde ausgestattet mit einem Pulsmesser, einem Atemfrequenzgerät, einem Kopfhörer und einer speziellen Brille in den Computertomographen geschoben. Mir wurden stark belastende Fotos gezeigt und währenddessen aufgezeichnet, wie mein Gehirn, meine Atmung und mein Puls darauf reagieren und wie lange es dauert, bis ich emotional wieder in meinen Grundzustand zurückfinde.

Nachdem diese Untersuchung an drei aufeinander folgenden Tagen wiederholt worden war, kamen die Ärzte in das Untersuchungszimmer und fragten mich: „Sagen Sie uns doch bitte: Was haben Sie da drin gemacht?" Ich wusste nicht, was sie meinten, und fragte nach. Sie erklärten mir daraufhin, dass sie so etwas noch niemals aufgezeichnet hätten: All meine Reaktionswerte hätten sich innerhalb einer Rekordzeit wieder auf einem ausgeglichenen Level eingependelt, die Atmung, der Puls, die Herzfrequenz und die entsprechenden Areale im Gehirn, welche während des Betrachtens von Angst oder Wut auslösenden Fotos stärker durchblutet werden. „Sie müssen etwas mit Ihrer Atmung gemacht haben, das ist die einzige Erklärung. Ihre Werte sind überdurchschnittlich besser als bei allen gesunden Probanden, die wir untersucht haben. Zuerst dachten wir an eine Fehlfunktion unserer Messgeräte, deswegen haben wir diese Untersuchung auch dreimal wiederholt – mit dem immer gleichen Ergebnis. Dabei wurde uns klar, dass es an Ihnen liegen muss."

Das erstaunte mich sehr, ich überlegte einen kurzen Moment und sagte: „Ich praktiziere Tai Chi Chuan, vielleicht liegt es daran." Die Ärzte waren sehr interessiert, mehr über die Wirkungsweise des Tai Chi Chuan zu erfahren und es entstand ein intensiver und fruchtbarer Dialog.

Es hat mich selbst überrascht, dass mein Körper sogar in solch einer außergewöhnlichen Untersuchungssituation offensichtlich auf die Belastungen mit einem Automatismus geantwortet hatte, den ich mir definitiv nur durch das Praktizieren von Tai Chi Chuan erworben habe.

Starke Gefühle gehen immer mit Muskelverspannungen und veränderter Atmung einher, auch wenn diese Veränderungen manchmal nur ganz fein spürbar sind.

Mein Körper hatte anscheinend mittlerweile unbewusst durch die Feinkorrekturen in der Körperhaltung erlernt, verspannte Muskulatur schnell wieder zu entspannen und so wieder eine tiefe Atmung zu gewährleisten und in einen ausgeglichenen Gefühlszustand zurückzufinden. Es war faszinierend!

Das geerdete Stehen, die vertrauensvolle tiefe Atmung und das Loslassen von Verspannungen und Verkrampfungen in den Bewegungen stellten für mich generell eine große Veränderung in meinem Leben dar. Sie waren mein Schlüssel zu innerer Stabilität, emotionaler Ausgeglichenheit und innerem Frieden. So verstand ich: Aus der Haltung kommt die Kraft!

Damit kann ich aus ganz eigener Erfahrung sagen, dass das Konzept des Tai Chi Chuan in der Tat ganzheitlich und weitaus mehr als eine reine gymnastische Übung ist.

Diese förderliche Wirkung der Tai Chi Chuan-Praxis beruht auf einer Kombination unterschiedlicher Faktoren: Durch das Üben der Tai Chi Chuan-Formen werden wir uns unserer Haltung und Atmung wieder bewusst, wir lernen unsere Wirbelsäule aufzurichten und Fehlhaltungen auszugleichen. So können sich durch die sanften und fließenden Körperbewegungen beispielsweise der Blutdruck wieder regulieren sowie Gleichgewichtssinn und Stabilität verbessern. Die Konzentrationsfähigkeit wird nachweislich erhöht und Stress und Spannungen werden im Körper nach und nach abgebaut.

Die ganzheitliche Wirkungsweise der Tai Chi Chuan-Praxis auf den Übenden erklärt sich aber auch aus der Anregung der aus der traditionellen chinesischen Medizin (TCM) bekannten Energieleitbahnen, welche während der Ausübung der Form im Körper stark aktiviert werden.

Sind aber die Körperhaltung und -ausrichtung nicht korrekt, können wir den Qi-Fluss in den Leitbahnen nicht in dem gewünschten Maße anregen. Dies gilt für alle Stile und Formen. Das Ziel aller Tai Chi Chuan-Übungen, ob nun in der Praxis zur Gesunderhaltung oder als Kampfkunst, ist es immer, einen optimalen Fluss unserer Lebensenergie im Körper zu erzielen. Einen diesbezüglichen kleinen Einblick in das Basiswissen der TCM möchte ich Ihnen gleich geben.

In der TCM gibt es keine Orthopädie in unserem Sinne. Körperfehlhaltungen sind nach TCM immer der Ausdruck von organischen, sprich emotionalen und geistigen Prozessen oder äußeren Umständen, denen wir uns ausgeliefert fühlen.

Die chinesische Bewegungskunst des Tai Chi Chuan ist als eine Form des Qi Gong zur gezielten Versorgung von Funktionskreisläufen mit Energie, gemeinsam mit der Akupunktur, dem medizinischen Qi Gong, der Tuina-Behandlung, der Kräuterheilkunde und der Moxibution auch den traditionell chinesischen Krankheitsbehandlungsmethoden und der Prävention zuzuordnen.

Auch die Entspannung und die innere Ruhe, die wir durch die Praxis des Tai Chi Chuan anstreben, ist ohne eine gute und gesund aufgerichtete Körpergrundhaltung nicht möglich. Ist der Körper nicht gut aufgerichtet, werden immer Muskeln in Anspannung sein, eventuell auch ohne dass wir das spüren, und es ist uns nicht möglich, unseren Schwerpunkt zu senken und in eine gute Atmung zu kommen.

Langzeitstudienergebnisse von Universitätskliniken in Shanghai und New York belegen diese Zusammenhänge bereits seit den 1980er Jahren (Wushih Sanatorium Shanghai, Shanghai Sanatorium for Respiratory Therapy, China's mental institutions und „The Tai Chi Chuan Project" Bellevue Psychatric Hospital N.Y.C 1975).

So konnte dort eindeutig nachgewiesen werden, dass die Praxis des Tai Chi Chuan sich positiv auswirkt auf Erkrankungen wie Diabetes, Asthma, Depressionen, Parkinson, Multipler Sklerose oder Herz-Kreislauf-Erkrankungen. Das kann ich auch aus meiner Praxis bestätigen.

Der diesbezügliche Erfolg dieser chinesischen Bewegungskunst beruht in erster Linie auf der ungewöhnlichen Körperhaltung des Sinkens, die zur Grundstellung bei den Übungen gehört und die ich als „Reiterstand" im vorigen Kapitel schon beschrieben habe. Dadurch können Schwerpunkt und Atmung sozusagen tiefgelegt werden, mit vielen positiven Aspekten für unsere Gesundheit. Einatmung und Ausatmung gleichen sich in den Bewegungen an und verlaufen ineinander überfließend. Bei Einatmung wird den Ausführungen der Studienergebnisse zufolge der Sympathikus aktiviert, bei Ausatmung der Parasympathikus.

Danach ist das stark erhöhte Körperbewusstsein ausschlaggebend, welches durch die Langsamkeit in der Bewegungsausführung und die damit verbundene Möglichkeit, viele Bewegungsdetails, Empfindungen und Gedanken gleichzeitig wahrzunehmen, gekennzeichnet ist.

Gelingt es uns, in unserem Körper durch das Zusammenspiel von Aufbau, Fokussierung und Atem unsere Energie in den körpereigenen Funktionskreisläufen zu wecken und kreisen zu lassen, so haben wir auch gleichzeitig alles erdenklich Gute für die Gesundheit unserer Organe und somit für den Ausgleich unserer Gefühle getan.

Durch jede Bewegung, durch jeden Gedanken und durch jedes Gefühl eines Menschen wird Qi-Fluss im Körper angeregt. In einem gut ausgerichteten Körper und bei einer gesunden Wirbelsäulenhaltung können wir den Qi- Fluss in unserem Körper auf höchste Weise optimieren lernen und oftmals sogar selbst hartnäckige Blockierungen beseitigen.

Tai Chi Chuan ist in meinen Augen ein perfektes, ganzheitliches und alltagstaugliches System, welches sich nicht umsonst schon über viele Jahrhunderte hält und weltweit immer mehr Praktizierende findet. Jeder Mensch und auch jene, die durch Unfälle, Operationen oder Krankheiten eine unveränderbare Körperhaltung oder eine starke Unbeweglichkeit haben, können davon in höchstem Maße profitieren.

Im Tai Chi Chuan geben wir auf alles Körperliche Acht und ein guter Lehrer führt uns zu den körperlichen Feinheiten hin, die es zu beachten gilt, damit wir den größtmöglichen Nutzen aus den Übungen für uns herausarbeiten können. Nicht die Tai Chi Chuan-Form selbst oder der Stil sind entscheidend für den gesundheitlichen Gewinn, sondern immer die Körperlichkeit, in welcher die Bewegungen ausgeführt werden. Selbst wenn ein Praktizierender für sich selbst den Kampfkunstaspekt des Tai Chi Chuan mehr betonen möchte, so bleibt doch auch der Wunsch, sich durch die Übungen gesund, geschmeidig und fit zu halten.

Die zehn grundlegenden Prinzipien des Tai Chi Chuan nach Yang Cheng Fu

Im Tai Chi Chuan gibt es zehn grundlegende Prinzipien, die ich als kleine Inspiration für den Alltag mit Ihnen teilen möchte. Sie wurden im Jahre 1930 vom Tai Chi Chuan-Meister Yang Cheng Fu niedergeschrieben, und haben selbstverständlich immer noch Gültigkeit, da sie das Wissen über die optimale Körperhaltung des gesunden Menschen beinhalten.

In diesen Prinzipien geht es eben genau darum: Seinen Körper wieder optimal auszurichten lernen, damit höchstmögliche Gesundung im Körper entstehen kann.

Diese „Zehn grundlegenden Prinzipen" sind demnach nicht nur für das Ausüben der Tai Chi Chuan-Form von größter Bedeutung, sondern für körperliche, seelische und geistige Gesundheit schlechthin.

Die Zehn grundlegenden Prinzipien des Tai Chi Chuan nach Yang Cheng Fu

1. Der Kopf ist unbelastet und belebt.
2. Der Brustkorb sinkt etwas ein, der Rücken ist gerade.
3. Das Kreuz ist locker.
4. Entlastung und Belastung verteilen sich.
5. Die Schultern sinken, die Ellbogen hängen entspannt.
6. Aufmerksamkeit, nicht Kraft anwenden.
7. Das Obere und das Untere folgen sich koordiniert.
8. Inneres und Äußeres sind gegenseitig verbunden.
9. Die Bewegungen fließen ohne Unterbrechung.
10. Ruhe in der Bewegung.

Diese zehn Punkte bergen das tiefe Verständnis des Meisters in Bezug auf Körperstruktur und Energieführung während der Tai Chi Chuan-Bewegungen in sich und sind nicht nur für jeden Praktizierenden von größter Bedeutung. In meinen Augen beschreiben sie das Wissen um jegliche komplexen Bewegungsabläufe, auch in unserem Alltag. Sie beschreiben das ideale Zusammenspiel von Körper, Geist und Seele, das nur durch das Üben und durch immer größer werdende Achtsamkeit in allen Bewegungen zu erreichen ist.

Der Aspekt der Achtsamkeit und der Bewusstwerdung für unsere Gedanken ergibt sich direkt aus der Achtsamkeit für unseren Körper, unserer Körperhaltung und unseren Bewegungen. Richten wir unsere Aufmerksamkeit nach innen, auf unseren Körper, so lernen wir auch, Beobachter unserer Gedanken zu werden. Die Voraussetzung für das Kappen von Gedankenspiralen und Endlos-Denkschleifen. In der Praxis des Tai Chi Chuan ergibt sich dies von selbst, wir lernen es dadurch, dass wir die Bewegungen ausführen.

Wir lernen, uns zu beobachten: Wie denke ich über mich selbst, wenn ich während der Bewegungen zum Beispiel spüre, dass ich etwas „falsch" gemacht habe? Verurteile ich mich dann? Denke ich gleich: „Ach, das war ja wieder klar, dass mir das passiert …", oder kann ich diesen aufkeimenden Gedanken ignorieren und einfach mit der Bewegung weitermachen?

Wir erreichen dadurch, mit unseren Gedanken im Hier und Jetzt zu bleiben und nicht im Vorhin oder Nachher.

Dies ist ein Aspekt der Persönlichkeitsentwicklung im Tai Chi Chuan. Ein wundervoller Weg, den einzuschlagen für jeden Menschen bedeuten kann, wieder emotional und körperlich gesund zu werden und zu bleiben.

Wenn ein Mensch krank wird, sagen wir: „Er ist aus seiner Mitte gerutscht" und genauso ist es auch. In unsere Mitte kommen wir, wenn unser Atem in den Bauch fließen kann und wenn unser körperlicher Schwerpunkt im Unterbauch ruht. Wenn wir nun ganz bewusst im Alltag darauf achten können, dass unser Atem und unser Schwerpunkt aufgrund unserer Körperhaltung im Unterbauch gehalten werden können, egal was auch immer die äußeren Umstände gerade sein mögen, dann haben wir schon beste Voraussetzungen geschaffen, in jeder Hinsicht gesund zu bleiben.

Jedes Gefühl, jeder Gedanke verändern augenblicklich unsere Körperhaltung, wenn manchmal auch nur ganz fein. Wenn wir darauf acht geben, dann finden wir nach diesem Gedanken oder diesem Gefühl auch wieder in die Entspannung zurück.

Wenn nicht, verfestigt sich im Laufe der Zeit unsere Muskulatur und lässt es uns ohne aktives körperliches Training nicht mehr möglich werden, in einen Zustand der inneren Ruhe, Entspannung und Gesundheit zurückzufinden.

Das muskuläre Zwerchfell beispielsweise wird dann aufgrund der fortwährenden Brustatmung unbeweglicher und schafft es nicht mehr so leicht, sich nach unten zu dehnen, um eine gute Bauchatmung und somit ein größeres Lungenvolumen zu ermöglichen. Die Schultern, der Nacken und der Brustkorb wirken verspannt und verschlossen, die Bewegungen ungelenk und nicht fließend, die Hände verkrampft. Rücken und Becken werden unbeweglich, wir fühlen uns chronisch erschöpft und ausgelaugt.

Unsere Lebensenergie kann nicht mehr ungehindert fließen und das fühlen wir auch so.

Dies ist auch der Ansatz der traditionellen chinesischen Medizin zur Erklärung von Erkrankungen jeglicher Art. Es ist so einfach wie es klingt: Fließt unsere Lebensenergie, das „Qi", im Körper ungehindert, dann sind wir gesund.

Kommt es zu Energieblockaden, entsteht Krankheit.

Kommt es zu vermehrten Energieblockaden, den so genannten „Qi-Knoten", kommt es zu Krebs.

Es ist wichtig, dass der Qi Gong-Therapeut oder -Lehrer die Wirkungsweise der Übungen aus physischer und energetischer Sicht auf den Menschen gut kennt. Eine fundierte Ausbildung ist auch hier von entscheidender Bedeutung.

Wenn es uns im Alltag schwer fällt, auf unsere Körperhaltung zu achten, und wir diese nicht korrigieren lernen, so werden wir auch immer von körperlichen und emotionalen Problemen geplagt sein.

Über das Bewusstwerden unserer Körperhaltung können wir so vieles erreichen und: Es ist etwas, das wir selbst tun können, es kostet uns kein Geld und wir müssen dazu auch nirgendwohin gehen.

Jeder Arzt, Physiotherapeut, TCM-Mediziner oder Therapeut einer anderen Richtung kann uns immer nur unsere jeweiligen Symptome nehmen.

Wenn wir aber nicht zusätzlich ursächlich an uns selbst eine Veränderung einläuten, dann können wir nicht dauerhaft gesund werden, da wir immer wieder in unsere alten Muster zurückfallen, welche die Erkrankung oder Dysbalance in uns bewirkt haben. Noch kein Mensch konnte durch Medikamenteneinnahme beispielsweise ein Hohlkreuz korrigieren oder die Ursächlichkeit eines extremen Gefühlszustandes dauerhaft beseitigen. Verändern wir nicht eine schlechte Ernährungsform, können wir auch nicht erwarten, ernährungsbedingte Erkrankungen wieder loszuwerden. Umgeben wir uns ständig mit Menschen, die uns nicht gut tun, brauchen wir uns auch nicht über übermäßige oder unterdrückte Gefühle wundern, welche die Klarheit unseres Herzens trüben. Ohne Bewusstwerdung und tatkräftigen Veränderungswillen unsererseits kann nichts wirklich Grundlegendes geschehen.

Kleiner Einblick in die chinesische Energielehre

Um die in diesem Buch vorgestellten Fehlhaltungskorrekturen auch aus energetischer Sicht später in den beiden letzten Kapiteln gut nachvollziehen zu können, möchte ich Ihnen jetzt schon einen kleinen Einblick in die chinesische Energielehre geben. Denn die physische Sicht auf unseren Körper ist eine Möglichkeit der Betrachtung des Menschen – die traditionelle chinesische Medizin kennt eine andere Betrachtungsweise, in welcher der menschliche Körper und seine Funktionen oder Fehlfunktionen ganz anders erklärt werden. Diese energetische Betrachtungsweise findet inzwischen auch hierzulande immer mehr Zuspruch und ist auch die Basis von Tai Chi Chuan- und Qi Gong-Bewegungen.

Die Lebensenergie
Alles, was lebendig ist auf dieser unserer Welt, ist durchzogen von Lebensenergie, vom Odem, dem Lebenshauch. Stirbt ein Mensch, ein Tier oder eine Pflanze, so haucht er oder es das Leben aus.

Diesen Odem, diese Lebensenergie können wir nicht sehen, wir können nur sehen, wenn er oder sie da ist und wenn er oder sie nicht mehr da ist. Auch wenn wir diese Lebensenergie nicht sehen oder messen können, können wir sie dennoch fühlen. In Tai Chi Chuan und bei Qi Gong-Übungen, während der Akupunktur oder bestimmter Massagetechniken, auch in in bestimmten Situationen in unserem Alltag. Wenn wir uns beispielsweise in der Natur befinden oder mit Menschen zusammen sind, die wir lieben oder die uns gut tun. Wir erleben ein warmes, kühles oder auch bizzelndes Gefühl.

Die angenehme Wärme, welche während der Tai Chi Chuan-Bewegungen oder ähnlichen Übungen im Körper entsteht, ist ein körperlicher Ausdruck dieses Energieflusses. Sie sollte unbedingt am Körper bleiben, um über die Haut Lunge und Dickdarm zu „befeuchten".

Dies ist auch der Grund für das Tragen der traditionellen Tai Chi Chuan-Anzüge. Sie sind so konzipiert, dass sie die beim Üben entstehende Wärme am Körper belassen: die Arm- und Beinenden des Anzugs liegen geschlossen am Körper an (bei Kung Fu-Anzügen sind diese offen), das Oberteil hat einen kleinen Kragen, der den Nacken und somit das Jadetor an der Schädelbasis schützt, welches genau wie unsere Haut sehr empfindlich auf Wind reagiert.

Ein starkes Schwitzen während der Form ist übrigens meist ein Hinweis auf eine gestörte Atemfunktion. Hier ist insbesondere auf die richtige Körperhaltung im Sinken zu achten, damit das Zwerchfell gut absinken kann und dadurch einen guten und gleichmäßigen Atemfluss zulässt.

Wir können sehen, wenn ein Mensch strotzt vor Lebensenergie, und wir können sehen, wenn bei einem Menschen kaum noch Lebensenergie vorhanden ist. Der menschliche Körper bringt alles Innere nach Außen, es zeigt sich an unserer Körperhaltung und an unserer Ausstrahlung.

Im chinesischen Erklärungsmodell von Universum Natur und Mensch stehen diese Energien in direktem Zusammenspiel zueinander. Der Mensch ist eingebunden in die ihn umgebende Natur, die Natur ist eingebunden in die Erdrotation und die Erde ist eingebunden in das Zusammenspiel von Sonne, Mond und den Gestirnen. So verhält sich alles zueinander und in Abhängigkeit des jeweils größeren.

Die traditionelle chinesische Medizin (TCM), die sich aus der Beobachtung von Mensch, Natur und Kosmos entwickelt hat, unterscheidet drei wesentliche Energien, welche für das Leben und die Gesundheit eines Menschen verantwortlich sind.

Die drei wesentlichen Energien Jing, Qi und Shen

Das **Jing** (die ursprüngliche menschliche Lebensessenz) wird als Lebensvorrat in den Nieren gespeichert. Sie wird bei der Zeugung eines Menschen durch Vater und Mutter gemeinsam weitergegeben. Die Qualität der ursprünglichen Lebensessenz eines Menschen entscheidet sich deswegen in direkter Abhängigkeit von der Qualität der Lebensenergie von Vater und Mutter bei der Zeugung eines Kindes. Die grundsätzliche Kraft hinter allen Dingen im Universum in der Natur und im Menschen, das „Qi", entsteht durch Bewegung und Interaktion von Yin und Yang.

Dieses **Qi** (die Lebensenergie) nährt sich beim Menschen durch Aktivität und Bewegung, durch Wasser, Luft und Nahrung, durch Interaktion mit Menschen und der Natur und in der Verbindung zur ursprünglichen Lebensessenz, dem Jing. Durch eine gute Lebenspflege können wir dieses Qi nähren und stärken und uns somit gesund erhalten.

Die traditionelle chinesische Medizin nennt 12 Hauptleitbahnen, durch die das Qi im menschlichen Körper fließt. Sie verlaufen in Längsrichtung durch den Körper und verbinden sechs jeweils paarig angelegte Organe miteinander.

Das **Shen** (der Geist) wird hierbei als der wesentlichste Aspekt in Bezug auf körperliche und geistige Gesundheit angesehen. Wenn der Geist – oder das Bewusstsein – schwach sind, so ist es der Körper des Menschen auch. Der geistige Zustand eines Menschen zeigt sich auch in seiner Fähigkeit, mit seinen Gefühlen umzugehen. Sind die Gefühle in Aufruhr, dann ist der Geist verwirrt und der Körper wird geschwächt und krank. Menschen, welche sich gefühlsmäßig in großer Disharmonie befinden, haben auch immer körperliche Beschwerden.

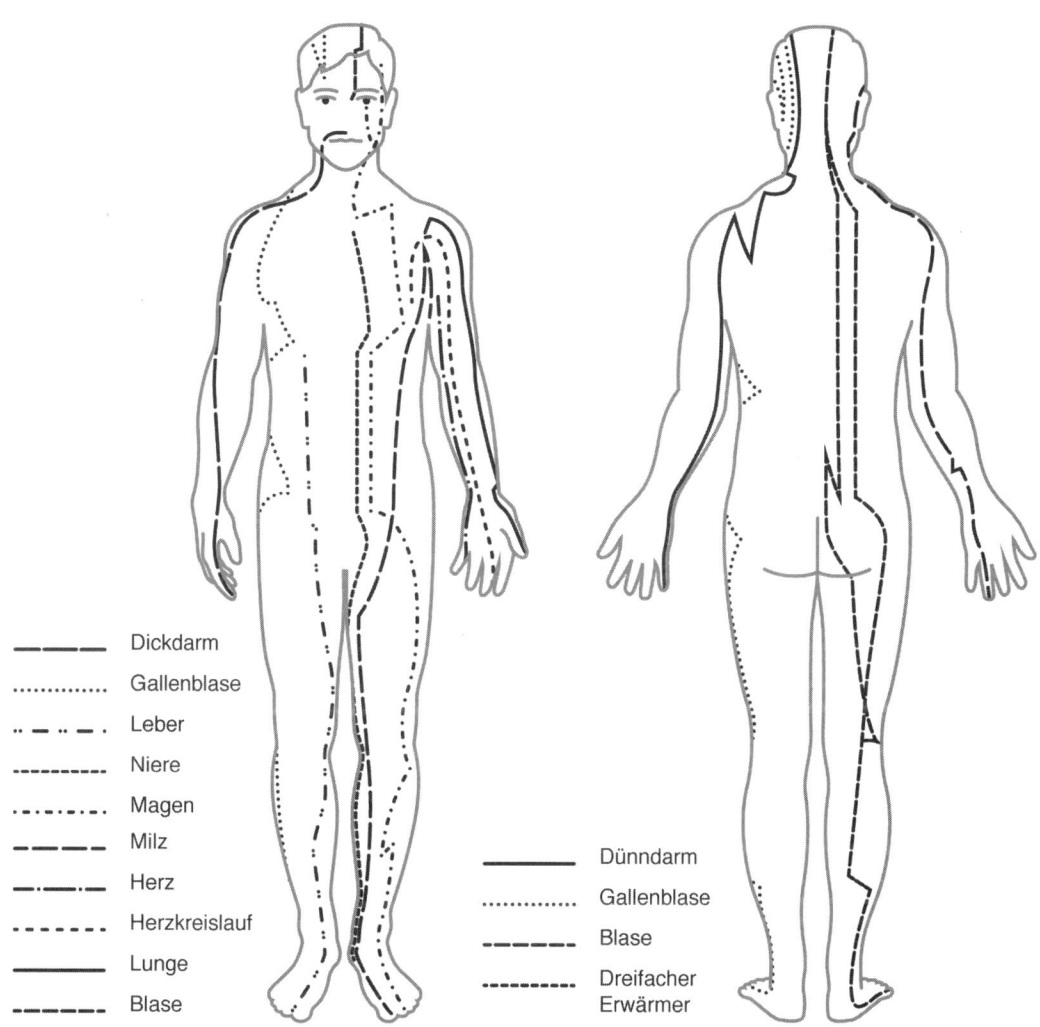

Die Energieleitbahnen im menschlichen Körper

Die TCM nennet 12 Hauptleitbahnen, die in Längsrichtung durch den Körper führen und jeweils zwei paarig (Yin und Yang) angelegte Organsysteme miteinander verbinden, die auch untereinander verbunden sind. So entsteht im Körper ein Kreislauf. Zur Vereinfachung der Darstellung finden Sie die Meridiane nur auf jeweils einer Körperseite eingezeichnet, sie kommen aber auf beiden Körperhälften vor.
Entlang der Innenseiten der Arme verlaufen vom Brustkorb ausgehend die Meridiane Lunge, Herzbeutel und Herz bis in die Hände. Von dort aus schließen sich die Meridiane Dickdarm, Dreifach-Erwärmer und Dünndarm an und laufen über die Außenseiten der Arme bis hin zum Gesicht. Dort schließen sich die Meridiane Magen, Galle und Blase an und laufen über die Hinterseite des Körpers nach unten bis zu den Füßen. Die Meridiane Milz, Leber und Niere verlaufen dann die Innenseiten der Beine wieder nach oben bis zum Brustkorb. Dieser Kreislauf verläuft bei Gesundheit störungsfrei und kann durch Maßnahmen zur Lebenspflege blockadefrei gehalten werden.

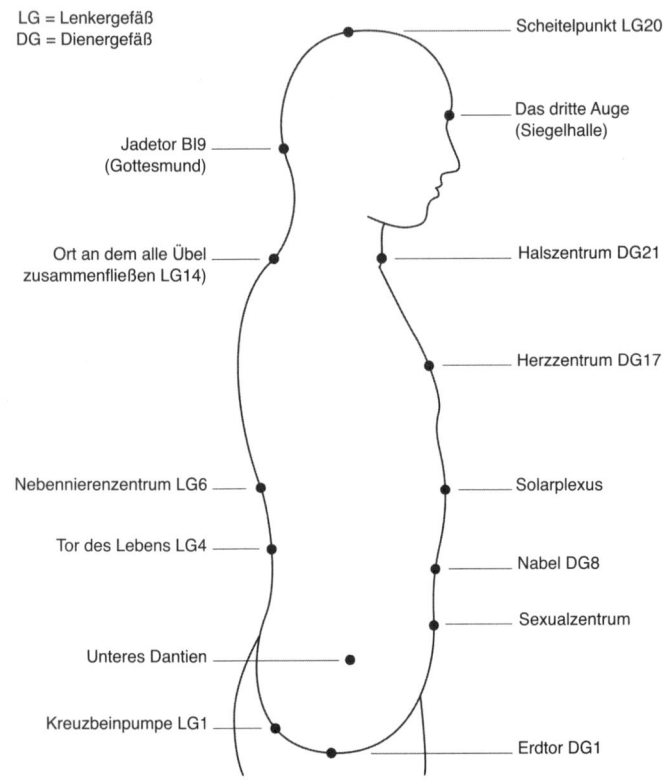

Energietore nach der chinesischen Energielehre

Energietore sind das chinesische Pendant zu der indischen Chakrenlehre. Auch in unserer Kultur wissen wir um die Öffnungen unseres Körpers, von denen aus Energie abgegeben sowie aufgenommen werden kann. Als Beispiel, der Solarplexus: Wenn wir einen großen Schrecken bekommen, so legen wir instinktiv unsere Hände dorthin, um zu verhindern, dass wir zu viel Energie verlieren. Beispielsweise Auto fahrend kommt plötzlich ein Fahrradfahrer quer, den wir gar nicht gesehen haben und wir steigen in die Bremse. Wenn wir nun zu unserem Bauch fühlen, können wir feststellen, dass wir dort Energie verlieren wenn wir nicht unsere Hand schützend davor legen. Trifft uns ein Schicksalsschlag, so legen wir schützend unsere Hände auf unser Herz. Energietore können geschlossen oder geöffnet sein. Auch hier ist der harmonische Zustand das Erstrebenswerte: Wir Geben und Empfangen und finden darin das richtige Maß.

Das Shen eines Menschen drückt sich in der Klarheit seiner Augen aus und wird in der TCM den Herzfunktionen zugeordnet. Das Herz arbeitet gut und ruhig, wenn der Mensch in der Lage ist, seine Gefühle sicher wahrzunehmen, kommen und wieder gehen zu lassen und nicht darin zu verharren.

Die Theorie der fünf Elemente

Die TCM ordnet unsere Gefühle bestimmten Organen zu.

Die Angst den Nieren/der Blase/den Sexualorganen, das dazugehörige Element ist Wasser.

Die Wut der Leber/der Gallenblase, das dazugehörige Element ist Holz.

Die Freude dem Herzen/dem Dünndarm, das dazugehörige Element ist Feuer.

Das Mitgefühl der Milz/dem Magen, das dazugehörige Element ist Erde.

Die Trauer der Lunge/dem Dickdarm, das dazugehörige Element ist Metall.

Diese Zuordnungen ergeben sich aus der **Theorie der fünf Elemente,** welche chinesische Philosophen, Ärzte und Astrologen aus den Beobachtungen von Mensch, Natur und Kosmos entwickelt haben.

Die Theorie besagt, dass Mensch und Natur in Harmonie sind, wenn sich die Elemente gegenseitig hervorbringen und dadurch unterstützen, und dass in der Natur und im Menschen Disharmonie entsteht, wenn sich die Elemente gegenseitig überwältigen oder zurückhalten.

Wenn wir uns diese Zuordnungen ansehen, fallen die Parallelen zu bekannten Redewendungen auf, wie „Sein Herz auf der Zunge tragen", „Mir ist eine Laus über die Leber gelaufen", „Mir sitzt die Angst in den Knochen", „Mir hüpft das Herz vor Freude" oder „Das geht mir an die Nieren."

Jeder Mensch weiß instinktiv um diese Zusammenhänge und ahnt in Wirklichkeit, worum es ursprünglich bei seinen Erkrankungen und Disharmonien geht. Sich dieses instinktive Wissen nicht ausreden zu lassen ist sehr wichtig, um sich ein wenig unabhängiger von Diagnosen und Symptombehandlungsabsichten machen zu können.

Die traditionelle chinesische Medizin hat für Defizite und Überschüsse in verschiedenen Wandlungsphasen gute Behandlungsmöglichkeiten. Mit verschiedenen Tees oder Kräutern und Gewürzen kann man bestehende Probleme direkt von der Organseite her angehen. Qi-Stagnationen, Qi-Überschuss und Qi-Mangel können auf verschiedene Weise beseitigt werden. Wunderbar hilfreich sind hier die

Element:	Holz	Feuer	Erde	Metall	Wasser
Organ Yang	Gallenblase	Dünndarm	Magen	Dickdarm	Blase
Organ Yin	Leber	Herz	Milz	Lunge	Nieren
Austrittsorgan	Augen	Zunge	Mund	Nase	Ohren
Gefühle	Ärger	Freude	Sorge/Mitgefühl	Trauer	Angst
Körper	Sehnen	Blutgefäße	Muskeln	Haut + Haare	Knochen
Entwicklung	Produktivität	Wachstum	Umwandlung	Ernten	Regenerieren

Einige Zuordnungen nach der Theorie der fünf Elemente

Akupunktur, die Behandlung mit der chinesischen Massagetechnik Tuina, Qi Gong-Übungen, Tai Chi Chuan und Moxibution.

Auch unsere Kräuter- und Naturheilkunde kennt sehr gute Mittel und Methoden, um schwierige Gefühlszustände und Organprobleme zu behandeln: Homöopathie, Bachblüten, Schröpfen, Fußreflexzonentherapie, Osteopathie, Cranio-Sakral-Therapie, Kräutertinkturen oder Tees.

Ziel ist es immer, die Lebensenergie des Menschen wieder ins Fließen zu bringen, auch damit er sich wieder in den Zyklus des Lebens eingebunden fühlen kann.

Die Yin-Yang-Theorie

Die Yin-Yang-Theorie beschreibt die Vereinigung der Gegensätze. Das eine kann ohne das andere nicht existieren. Die Interaktion zwischen zwei Gegensätzen lässt Leben, Bewegung und Wachstum entstehen. Mensch und Natur sind in ihrem Gleichgewicht, in Harmonie und in der Balance, wenn Yin und Yang sich immer gut die Waage halten und gleichermaßen zu ihrer Entfaltung kommen.

Yin und Yang stehen immer in Beziehung und Wechselwirkung zueinander.

Zum Beispiel: Sonne Yang – Mond Yin

Mann Yang – Frau Yin

Tag Yang – Nacht Yin

Hell Yang – Dunkel Yin

Wann immer bei zwei aneinandergekoppelten Dingen eines die Überhand bekommt, geht dies auf Kosten des anderen. Ein Mensch, der seinem Schlafbedürfnis nur unregelmäßig oder nicht ausreichend nachgibt, wird irgendwann feststellen, dass er gar nicht mehr schlafen kann, obwohl er todmüde ist. Die Aktivitätsphase Yang ist so übermächtig geworden, dass sich die Regenerationsphase Yin nicht mehr entfalten kann. Man verliert seine Fähigkeit zu regenerieren, zu schlafen, sich zu erholen.

Im Gefühlsbereich verhält sich das genauso. Es geht immer darum, ein Gleichgewicht herzustellen zwischen einem Zuviel und einem Zuwenig. Dies erhält den Menschen gesund und er fühlt sich lebendig. Gefühle zu haben ist elementar und es geht nicht darum, stets ausgeglichen zu sein, sondern darum, die Gefühle zuzulassen, um sie auch wieder gehen lassen zu können.

Wenn wir auf einer Erfolgswelle schwimmen, so sollten wir stets mit einplanen, dass dies nicht ewig so weitergehen kann. Die Phase des Stillwerdens wird unvermeidlich kommen und sie ist auch immer nötig, damit das Yang nicht überschießt und das Yin dadurch an seiner Entfaltung hindert. Es ist gut, diese wellenförmigen Bewegungen des Lebens annehmen zu lernen, darin mitzuschwimmen und die Yin-Phase zu nutzen, um wieder neue Kraft und Ideen zu sammeln für eine weitere Aktivitätsphase im Leben.

Auch in unseren Körperbewegungen verhält es sich so, dass durch das gegenläufige Bewegen der Arme in Bezug zu den Beinen ein gutes und gesundes Gehen möglich wird. Geht der rechte Fuß nach vorne, schwingt der linke Arm nach vorne und umgekehrt. Schwingen die Arme nicht mit, wie es bei einigen der typischen Fehlhaltungen der Fall ist, so verliert unser Gehen seinen Schwung, seine Ausgewogenheit und seine Lebendigkeit.

Was viele Jogger beim Laufen als höchstes Glücksgefühl erleben, entwickelt sich durch das gegenläufige Schwingen der Extremitäten, die Steuerung der Lauf-Bewegungen aus dem Becken heraus und die regelmäßigen Ein- und Ausatmung. Hier wird durch diese über einen langen Zeitraum aufrecht erhaltenen permanenten Yin-Yang-Bewegungen in hohem Maße Qi angeregt, was den Menschen voller Freude und mit dem Gefühl von Lebenskraft zurücklässt.

In den Tai Chi-Bewegungen werden wesentliche Gegensatzpaare wie rechts-links, oben-unten, vorne-hinten, innen-außen, Ruhe-Bewegung, voll-leer, Zusammenpressen-Ausdehnen, Einatmen-Ausatmen, Öffnen-Schließen alle gleichermaßen integriert und schaffen so einen Zustand der Ausgewogenheit in unserem Körper.

In dieser Bewegungskunst setzen wir die Theorie von Yin und Yang in einer hohen Komplexität sozusagen körperlich um. Dadurch schaffen wir in uns den harmonischen Zustand, für den das Tai Chi Chuan so bekannt ist.

Dies zu wissen, kann das Tai Chi Chuan ein wenig entmystifizieren, da es sich eigentlich um recht pragmatische, fühlbare Komponenten handelt, welche wir erfassen können und üben. Nicht die Langsamkeit der Bewegungen schafft den Ausgleich zu unserem meist hektischen Alltag, es ist die körperliche und geistige Art und Weise, in der wir die Bewegungen ausführen.

Beispiele physisch-energetischer Aspekte von Bewegungen

Anhand drei kleiner Beispiele möchte ich Ihnen nun zeigen und nachempfindbar machen, wie sich wenige Veränderungen in der Körperhaltung sofort auf das innere Empfinden auswirken und Energie sowie Selbstbewusstsein und Geisteshaltung positiv beeinflussen können. Detaillierte Ausführungen zu den körperlichen und energetischen Vorgängen dieser feinen Haltungs- und Bewegungskorrekturen folgen später im Kapitel 9.

Die Füße

Allein die Stellung der Füße im Stehen, Gehen und Sitzen kann schon enorme Auswirkungen auf das allgemeines Wohlbefinden haben. Probieren Sie es in der nachfolgenden Übung einfach einmal aus.

ÜBUNG

Für diese kleine Übung bezüglich der Fußstellung stellen Sie sich am besten schulterbreit hin und halten den Blick geradeaus. So können Sie bei geöffneten Augen gut in Ihren Körper spüren. Nun richten Sie Ihre Füße so aus, dass sie in V-Form nach Außen zeigen. Vielleicht stehen Sie sogar schon automatisch so da, dann bleiben Sie einfach so stehen und nehmen einmal Ihre Gedanken und Gefühle wahr. Fühlen Sie sich kraftvoll und energiegeladen? Könnten Sie jetzt körperlich richtig aktiv werden? Haben Sie ein gutes Selbstbild von sich? Fühlen Sie sich kreativ und voller Willenskraft? Oder fühlen Sie sich eher schlapp und lustlos oder gar irgendwie unzufrieden? Lassen Sie sich Zeit. Nehmen Sie Ihre Gedanken wahr, besonders auch jene, die Ihnen unangenehm erscheinen. Wie ist Ihre Atmung? Wie stabil und geerdet fühlen Sie sich?

Nachdem Sie einige Minuten so gestanden haben, richten Sie nun Ihre Füße so aus, dass sie nach vorne zeigen. Das mag Ihnen je nach Ihrer normalen Fußstellung eventuell zunächst einmal schwerfallen, da Sie dafür nun eine völlig andere Muskulatur benötigen, doch bleiben Sie auch in dieser Fußstellung ein paar Minuten stehen und spüren Sie mit offenen Augen in sich hinein. Wie fühlen Sie sich jetzt? Stabiler? Motivierter? Kraftvoller und tatkräftiger? Oder lustlos und schwach? Wie hat sich Ihr Selbstbewusstsein verändert? Wie Ihre Atmung? Und wie stabil fühlen Sie sich nun im Kontakt zur Erde im Vergleich zur vorhergehenden V-Stellung der Füße?

Ihr eigenes Empfinden spricht für sich selbst und das ist das Entscheidende, denn diese Beobachtungen gehören als Wahrnehmung nun Ihnen.

Die Hände

Selbst die natürlich meist unbewusste Haltung der Hände kann das Wohlbefinden erhöhen oder beeinträchtigen. Um selbst ein Gefühl dafür zu bekommen, lade ich Sie ein, einmal die folgende Übung auszuprobieren, die sich auch gut im Sitzen durchführen lässt.

ÜBUNG

Ausgehend von Ihrer momentanen Handhaltung schließen Sie langsam die Hände zu Fäusten und halten sie für einige wenige Minuten so geschlossen. Was nehmen Sie nun wahr? Wie verhält sich Ihr Atem? Was für Gedanken kommen Ihnen? Welche Gefühle breiten sich in Ihnen aus? Was macht ihr Kiefer? Ist er entspannt? Spüren Sie selbst sich mehr im Oberkörper oder mehr in den Beinen?

Beginnen Sie nun, immer noch in Achtsamkeit und sehr langsam, Ihre Hände zu öffnen. Wie verändert sich Ihre Atmung? Wie Ihre Gedanken? Spüren Sie zu Ihrem Brustkorb hin, löst sich dort etwas? Wie verändern sich Ihre Gefühle?

Öffnen Sie die Hände so lange, bis die Finger wirklich gerade werden, und halten Sie diese Handposition eine Weile. Was fühlen Sie nun?

Sie haben nun Ihre „Handherzen" (s. Abb. Seite 166) geöffnet und das fühlen Sie auch. Drehen Sie nun noch die Handinnenflächen nach oben, so verstärkt sich dieses vertrauensvolle Gefühl noch.

Die Augen

Hier stelle ich Ihnen eine kleine Übung vor, die Sie im Sitzen oder Stehen ausführen können und mit der die Zusammenhänge zwischen Augenstellung und Gedanken und Gefühlen erfahrbar werden – wann geht unser Blick eigentlich wo hin und warum?

ÜBUNG

Senken Sie im Stehen oder Sitzen den Blick auf den Boden und halten Sie ihn eine Weile dort. Welche Gedanken kommen Ihnen? Wie fühlen Sie sich? Glücklich? Mutlos? Traurig? Wie verhält sich Ihr Atem? Wie fühlt sich Ihr Brustkorb an?

Nach einigen Minuten beginnen Sie nun den Kopf von der Wirbelsäule aus von hinten langsam aufzurichten, so als würde Sie jemand am Hinterkopf langsam nach oben ziehen. Beobachten Sie währenddessen genau, wie sich Ihre Gedanken und Ihr Gefühlszustand verändern. Heben Sie Ihren Kopf aber nur so weit, dass Ihr Kinn weiterhin leicht nach unten gesenkt bleibt und der Nacken sich leicht gestreckt anfühlt. Blicken Sie dann nur von den Augen ausgehend geradeaus. Halten Sie diese Kopfstellung eine Weile und spüren Sie wieder genau hin. Wie fühlen Sie sich jetzt, was denken Sie? Wie ist Ihre Atmung, was fühlen Sie in Ihrem Brustkorb?

Diesen elegant aufgerichteten Nacken nennt man auch den Kaiserinnennacken. Er trägt wesentlich zu einem gesunden Selbstwertgefühl bei, da er es uns mit dem nach vorne gerichteten Blick ermöglicht, wach, präsent und aufmerksam im Hier und Jetzt zu sein. Dieses Gefühl kann sich in uns nicht ausbreiten, wenn wir zum Heben unseres Blickes und Kopfes lediglich das Kinn anheben, denn dies blockiert auch ein wichtiges Energietor an unserer Schädelbasis: das Jadetor (s. Abb. Seite 42).

Lange Jahre habe ich in meiner Tätigkeit als Tai Chi Chuan-Lehrerin an einer Schauspielschule intensiv an solch feinen Details gearbeitet, da es auch gerade für Schauspieler wichtig ist, präsent zu sein und die äußere und innere Wirkung von Bewegungen und Körperausrichtungen zu kennen.

Was bei all diesen beispielhaft genannten Veränderungen im Körper geschieht und wie sie aus physischer sowie energetischer Sicht erklärbar sind, beschreibe ich Ihnen im 9. Kapitel, das ich nicht nur Tai Chi Chuan-Praktizierenden sehr ans Herz legen möchte.

Kapitel 4

Gesunde Körperstatik
und die Problematik der Fehlhaltungen

Kleine Kinder, die natürlich und ungezwungen aufwachsen dürfen, bewegen sich in einer Lebendigkeit, die manchen Erwachsenen vor Neid erblassen lassen. Sie sind biegsam und stark, flink und koordiniert. Wenn sie sich umdrehen, bewegen sie den ganzen Rücken mit, langes Sitzen mögen sie gar nicht, ihre Muskulatur ist entspannt und durch Bewegung gekräftigt.

Vielerlei Einflüsse im Leben sorgen aber leider oft dafür, dass dieser Zustand mehr und mehr verloren geht. Erziehungsmaßnahmen, Sitzkultur, falsch betriebener Sport und emotionale Belastungen bilden oft den Anfang, später kommen dann eventuell noch Übergewicht und im Berufsleben Bewegungsmangel sowie Stress erschwerend hinzu. Unsere Muskulatur reagiert auf feinste Stressmomente mit Anspannung.

Stress wird jedoch je nach Konstitution, Sensibilität und Erfahrungshintergrund eines Menschen individuell empfunden, und was der eine als bedrohlich erlebt, muss für den anderen noch lange nicht so sein. Ein Kind, das beispielsweise oft geschlagen oder verbal gedemütigt wurde, hat schon sehr früh gelernt, eine Schutzhaltung einzunehmen, indem es die Schultern weit nach vorne rundet und den Kopf einzieht – der nächste Angriff könnte vielleicht schon gleich wieder kommen. Verlernt das Kind nicht aufgrund positiver Veränderungen in der Familie diesen Anspannungszustand, wird es ihn als Schutz beibehalten. Dieses Kind erlebt später im Erwachsenenalter aufgrund seiner hohen Sensibilität für Gefahr vieles Gesagte als bedrohlich, was vielleicht gar nicht so gemeint war. Die körperliche Schutzhaltung verfestigt sich durch die permanent angespannte Muskulatur in der Erwartung beängstigender Momente immer mehr. Das Ich-Zentrum – die Stelle am Brustkorb, auf die wir deuten, wenn wir uns selbst meinen – rückt in den Hintergrund, das Selbstbewusstsein wird schwach.

Vielleicht beginnt dieser Mensch später eine Psychotherapie, um wieder Vertrauen zu lernen, doch die entstandenen Blockierungen in der Wirbelsäule machen es ihm mit zunehmendem Alter sehr schwer, körperlich wie emotional seine Schutzhaltung aufzugeben. Meiner Meinung nach sind deswegen Psychotherapien nur in Begleitung einer guten Körperarbeit dauerhaft erfolgversprechend. Körperhaltung und Emotionen lassen sich nicht voneinander trennen, wie wir im 6. Kapitel noch eingehend betrachten werden.

Zunächst einmal ist es jedoch wichtig, über die Wirbelsäule und die gesunde Körperstatik Bescheid zu wissen, damit Sie gezielte Veränderungen an sich einleiten können. Das wollen wir uns nun ansehen.

Anatomie unserer Wirbelsäule

Unsere Wirbelsäule wird als Stütze des Körpers von Bändern zusammengehalten und durch Muskeln stabilisiert. Die Rückenmuskeln stützen die Wirbelsäule und federn das Körpergewicht ab. Ist nun aufgrund von Daueranspannung die Muskulatur dort permanent verkrampft, zieht sie die Wirbelkörper in eine bestimmte Stellung.

Durch die Anspannung entsteht im Körper ein erhöhter Mineralstoffbedarf, da die Muskulatur für eine gute Funktion über die Ernährung zugeführte Mineralstoffe benötigt. Ist die Mineralstoffmenge aufgrund einseitiger oder schlechter Ernährung zu gering, verhärtet der Muskel und wird sauer. Der übersäuerte Muskel wird unbeweglicher und fester und schränkt somit die Beweglichkeit des Rückens stark ein. Sorgt der Mensch nun nicht für ausreichende Bewegung und gute Ernährung, um die Muskulatur stark und geschmeidig zu halten, verfestigen sich die Fehlhaltungen.

Auch bei emotional relativ unbelasteten und entspannten Menschen führt **Bewegungsmangel durch langes Sitzen** immer auch zu einer Schwächung der Muskulatur. Generell gilt: Alles, was im Körper nicht genutzt und bewegt oder trainiert wird, verkümmert im Laufe der Zeit.

Es ist, als ob in unserer Schaltzentrale im Gehirn die Information ankommt: „Rückenmuskulatur und Beinmuskulatur betreffend bitte Bereitstellung von Kraft einschränken, da sie weitestgehend nicht genutzt wird." Die Nachfrage bestimmt das Angebot.

Infolge der schwachen Rückenmuskulatur wird deren Stützfunktion für die Wirbelsäule verringert und die einzelnen Wirbelkörper werden durch das auf sie einwirkende Körpergewicht quasi unter der Last zusammengedrückt. Zu spüren bekommen das wiederum die elastischen Zwischenwirbelscheiben (Bandscheiben), die ihre Funktion als Puffer zwischen den einzelnen Wirbeln nur noch unter Mühe aufrecht erhalten können. Sie verlieren so auf Dauer ihre Elastizität und somit die Eigenschaft, Druck auszuhalten.

Das kann eine ganze Weile gut gehen, vor allem im jugendlichen Alter, da unser Körper die Fähigkeit besitzt, sich auch an schlechte Dinge erst einmal zu gewöhnen – er lernt damit umzugehen. Doch erfolgen nicht spätestens in mittleren Lebensjahren die Korrektur und der Ausgleich, ist die Toleranzgrenze des Körpers irgendwann überschritten. Das gilt letztendlich für alle Lebensbereiche.

Die Bandscheiben können sich schließlich verschieben und der Druck auf die einzelnen Wirbel wird immer grösser. Dadurch verliert die Wirbelsäule langsam ihre natürliche S-Kurve und bildet sehr oft im Halswirbel- und im Lendenwirbelbereich Blockierungen aus,

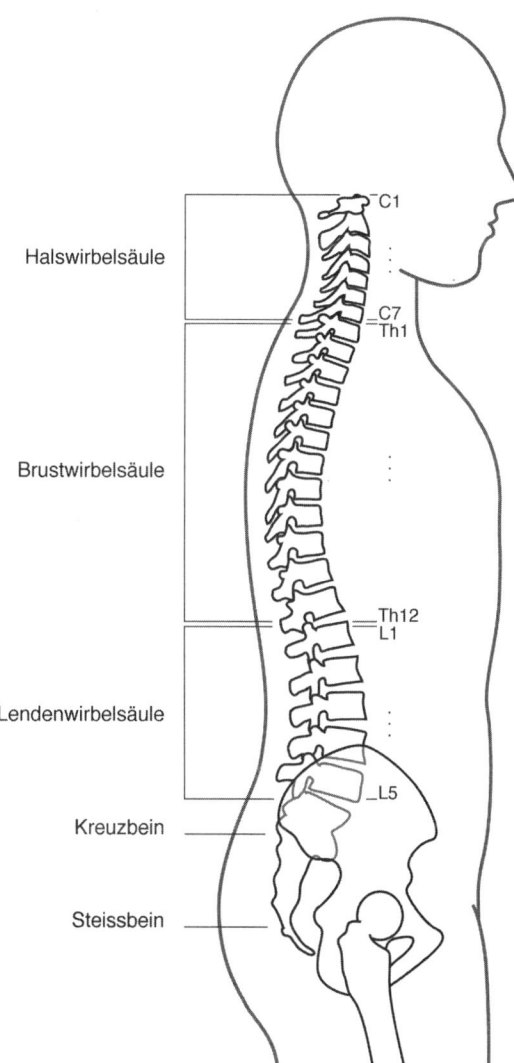

Die gesunde Wirbelsäule im menschlichen Körper

Anhand dieser Zeichnung erkennen Sie sehr schön die einzelnen Abschnitte der Wirbelsäule. Unsere Wirbelsäule richtet uns auf, unser Gewicht tragen sollte sie jedoch nicht. Wann immer durch Fehlhaltung Gewicht auf unseren Wirbelkörpern ruht, stellt dies immer auch eine Gefahr für unsere Bandscheiben dar. In einer gesunden Wirbelsäule „rutscht" unser Körpergewicht vor ihr im Körper nach unten, nicht auf ihr.

da dort die hauptsächlichen Vor- und Rückbeugemöglichkeiten der Wirbelsäule sind.

Häufigste Fehlhaltung ist allerdings im jugendlichen Alter und bei alten Menschen die übermäßige Rundung der Brustwirbelsäule (Hyperkyphose). Nicht zwangsläufig und naturgegeben aber muss ein alter Mensch diese Körperhaltung ausbilden ... erinnern Sie sich: Sie können selbst etwas tun!

In erschreckendem Maße leiden heute schon immer mehr sehr junge Menschen an Bandscheibenvorwölbungen in der Hals- und Lendenwirbelsäule oder an einem Rundrücken. Werden diese Fehlstellungen nicht früh erkannt und bearbeitet, bleiben sie bestehen und ziehen **im Gehen und im Stehen** dann durch Fehlbelastung auch noch die Gelenke der Hüfte, Knie und Füße in Mitleidenschaft. Der Grundstein für viele körperliche und auch emotionale Beschwerden ist gelegt.

Die Bedeutung des Schwerpunkts für die Körperstatik

Die Wirbelsäule richtet unseren Körper auf. Unser Körpergewicht jedoch sollte nicht auf unserer Wirbelsäule ruhen, sondern im Körper vor und nicht auf ihr nach unten geleitet werden. So ist die Körperstatik des Menschen gesund und nicht fehlbelastet. Auf diese Weise kann auch unser Körperschwerpunkt im Unterbauch ruhen und uns dadurch in jeder Hinsicht Stabilität verleihen.

Wenn wir uns unseren Körper insgesamt als ein Gefäß vorstellen, dann möchte durch die Gravitation die Schwere des Inhaltes naturgemäß lotrecht nach unten rutschen. Bei einem gesunden Menschen mit einer natürlich geschwungenen, S-förmigen Wirbelsäule verteilt sich dadurch das Körpergewicht im Stehen und Gehen gleichmäßig auf den Füßen und im körpergerechten Sitzen auf den Sitzbeinhöckern.

Der Schwerpunkt liegt hierbei als Massezentrum bei der Frau im Unterbauch, beim Mann aufgrund schmalerer Hüften und breiterer Schultern etwa unterhalb des Nabels.

Kann der Schwerpunkt beim Gehen, Stehen und Sitzen im unteren Bauch gehalten werden, ist der Mensch nicht nur physisch, sondern auch emotional in seinem Gleichgewicht und stabil. Dieser bedeutsamen Tatsache wird leider immer noch viel zu wenig Beachtung geschenkt.

Aus der Physik wissen wir, dass ein Körper dann im stabilen Gleichgewicht ist, wenn sein Schwerpunkt unterhalb der von außen auf ihn einwirkenden Kraft ist. Auf den menschlichen Körper bezogen bedeutet das: Wenn durch den tief gehaltenen Schwerpunkt mithilfe der Erdanziehung die Beine stabilisiert werden können, wird der Rumpf frei und beweglich.

Durch unterschiedlichste, dauerhafte Fehlhaltungen bleibt das Gewicht des Menschen aber regelrecht in bestimmten Bereichen der Wirbelsäule und der Gelenke stecken und belastet diese. Das Körpergewicht wird durch die aus den Fehlhaltungen resultierende Anspannung der Muskulatur im oberen Teil des Körpers gehalten und kann nicht blockadefrei nach unten fließen. Der Schwerpunkt befindet sich im Körper dadurch meist viel zu weit oben, was immer auch eine verkürzte Atmung zur Folge hat.

Die Gewichtsverteilung der gesunden Körperstatik vom Kopf bis zu den Füßen

Wenn wir uns der seitlichen **Längsachse** (Longitudinalachse) des Körpers zuwenden, wird deutlich sichtbar, wie wichtig eine gute Haltung nicht nur für unsere Stabilität und unser Gleichgewicht, sondern auch für unsere Beweglichkeit und allgemeine Gesundheit ist.

Jeder Mensch ist zwar in Größe und Körperumfang unterschiedlich, doch die Gesetze der Physik gelten für alle Menschen im gleichen Maß: Das Körpergewicht will aufgrund der Schwerkraft nach unten und zwar **vor** der Wirbelsäule, nicht **auf** der Wirbelsäule. Weist das Gefäß aber im Inneren Blockaden auf, gelingt dies nicht optimal.

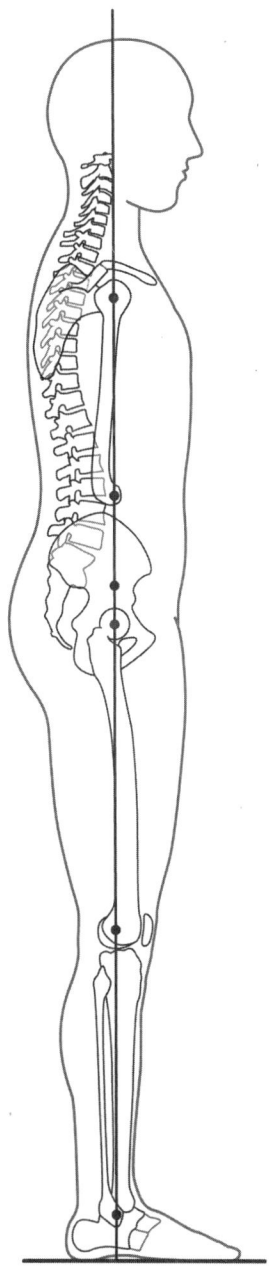

Gesunde Körperstatik und seitliche Längsachse

In dieser Darstellung der seitlichen Längsachse Körpers können Sie sehr gut erkennen, dass niemals der Rücken getrennt von den Armen, dem Becken und den Beinen betrachtet werden kann. Stellt sich eine Veränderung an der Wirbelsäule ein, so verändern sich gleichzeitig die Haltung des Brustkorbes und somit der Arme, die Haltung des Beckens und somit der Beine und Füße. Die Körperstatik ist dann stimmig, wenn unser Körpergewicht sich lotrecht nach unten gut im Körper verteilen kann und nicht auf seinem Weg nach unten auf der Wirbelsäule oder auf Gelenken hängen bleibt und dort getragen werden muss. Auch unsere Lebensenergie kann auf diese Weise ungehindert fließen. Dann können wir frei und entspannt in den Bauch atmen und legen währenddessen einen Grundstein für unsere allgemeine Gesundheit.

Wenn wir uns nun die einzelnen Stationen im Körper genauer ansehen, gehen wir von einem gefühlten Gewicht aus. Das heißt: Je gesünder und natürlicher die Haltung eines Menschen, desto weniger Anspannung der Muskulatur ist nötig, um den Körper in seiner Statik zu verzerren.

Als Grundregel gilt: Ein entspannter Muskel fühlt sich schwer an, ein angespannter Muskel leicht.

Vielleicht haben Sie schon einmal ein schlafendes Kind abends ins Bett getragen und erstaunt festgestellt, dass es anscheinend viel schwerer wiegt als beim Umhertragen tagsüber im wachen Zustand. Im Wachzustand bewegt das Kind seine Arme, seinen Kopf und zappelt vielleicht sogar auf unserem Arm herum. Durch die Körperbewegungen zieht die dafür benötigte Muskulatur die Richtung der Kraft und somit den Schwerpunkt nach oben. Die untere Fläche, auf der wir mit dem Kind in Kontakt sind, fühlt sich dadurch leichter an.

Je mehr Muskeln also im oberen Körperbereich ver- oder angespannt sind, desto weniger ist die Gravitation in der Lage, dieses Gewicht zur Stabilisierung der Grundfesten, der Beine zu nutzen.

Auch wenn wir lernen, unsere verspannten Muskeln zu entspannen, kann das dadurch frei gewordene Gewicht nach unten rutschen und unsere Beine kräftigen und stabilisieren. Der Mensch wird dadurch im oberen Körperbereich frei und beweglich. Die Füße, oder im Sitzen die Sitzbeinhöcker, tragen das Gewicht – wie bei einem Baum oder

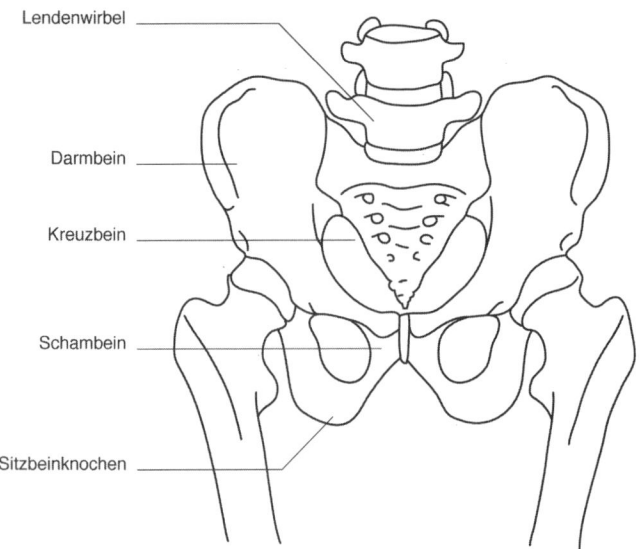

Sitzbeinhöcker

Wie sitzen Sie richtig? Wenn Sie Ihr Körpergewicht im Sitzen auf beiden Sitzhöckern gleichmäßig verteilt spüren können, dann sitzen Sie richtig! Die Sitzbeinhöcker sind allein zum Sitzen geschaffen. Spüren Sie hingegen beim Sitzen mehr mit den Unterseiten Ihrer Oberschenkel die Sitzfläche, dann belasten Sie damit Ihre Lendenwirbelsäule und die entsprechenden Körperareale.

auch in der Architektur. Dieser Punkt erfährt auch im Tai Chi Chuan wesentliche Beachtung.

Ein Körper wiegt so viel, wie er nun einmal wiegt. Das Gewicht verteilt sich nur in einer gesunden, entspannten Haltung besser und naturgemäßer.

In einzelnen Abschnitten betrachtet, möchte zunächst das Gewicht des Kopfes (ca. 5 kg) vom höchsten Punkt des Scheitels mittig durch den Hals in den Rumpf geleitet werden. Ist die Halswirbelsäule natürlich aufgerichtet, geschieht das auch. Ist der Kopf aber durch eine Fehlhaltung in der Halswirbelsäule zu weit nach vorne oder hinten geneigt, dann bleibt das Gewicht des Kopfes schon entweder auf der Halswirbelsäule oder auf dem Kehlkopf stecken.

Die **Arme** sind über die Schultergelenke, die Schulterblätter und die Schlüsselbeine mit dem Brustbein und somit mit dem Brustkorb verbunden. Wenn unsere Schultern in ihrer natürlichen, gerundeten Haltung entspannt verweilen dürfen, dann wird das Gewicht der Arme über den Schultergürtel mit dem Körper verbunden und so in die Abwärtsbewegung der Körperschwere eingebunden. Sind die Schultern hingegen verspannt oder zurückgezogen, wird durch die daraus resultierende Muskelanspannung in den Armen das Gewicht dort festgehalten. Die Arme sind dann auch bewegungsmäßig nicht mehr mit dem Körper verbunden.

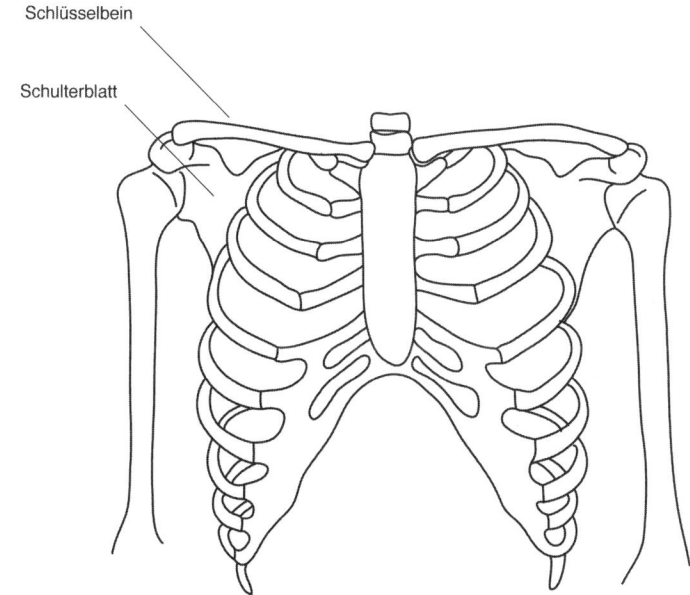

Schlüsselbein

Schulterblatt

Brustkorb

Wenn Sie die Schulterblätter nach hinten ziehen, richtet sich dadurch niemals die Brustwirbelsäule auf, probieren Sie es aus! Sie erzeugen dadurch lediglich einen Druck auf dem Brustbein und zwischen den Schultern und verhindern so auch eine gute und tiefe Atmung. Möchten Sie einen Rundrücken ausgleichen, so sollte die Dehnung vom Brustkorb aus nach hinten oben erfolgen. So werden Ihre Schultern zwar mit zurückgezogen, doch Ihre Brustwirbelsäule kann sich blockierungsfrei aufrichten.

In einem entspannten **Brustkorb,** der weder zu weit nach vorne gedrückt wird noch zu sehr einfällt, bleibt die Brustwirbelsäule in ihrer natürlichen Rundung. Das Gewicht des Kopfes, des Schultergürtels und des Brustkorbes mit seinen Organen kann so ungehindert seinen Weg nach unten nehmen. Keine unnatürliche Muskelanspannung zieht das Körpergewicht wieder nach oben, der Schwerpunkt kann dadurch tiefer sinken und der Atem ungehindert fließen.

Nun etwa ab **Taillenhöhe** im Bereich der Lendenwirbelsäule angekommen, wird das Körpergewicht dann gut absinken, wenn es aufgrund einer leichten Vorwölbung der Lendenwirbelsäule in ein stabil aufgerichtetes und gut gehaltenes Becken fließen kann. Und nicht schon auf seinem Weg nach unten im oberen Bereich der Lendenwirbelsäule stecken bleibt, wie es beispielsweise bei einem ausgeprägten Hohlkreuz der Fall ist.

Die gefühlte, zentrierte Masse unseres Körpers, **der Schwerpunkt,** versammelt sich nun und verweilt schließlich im **Becken,** der Kraftzentrale des Menschen.

Ist das **Becken** aufgrund einer gesunden Lendenwirbelsäule weder zu weit nach vorne, noch zu weit nach hinten gekippt, verteilt sich das Gewicht weiter über die Hüftgelenke (s. Abb. auf Seite 53) gleichmäßig und mittig in die **Oberschenkel.**

Wenn das Becken aber durch eine Fehlhaltung der Wirbelsäule nicht natürlich ausgerichtet ist, werden auf Dauer die Hüftgelenke durch den auf sie entstehenden Druck geschädigt und abgenutzt.

Das Körpergewicht nähert sich nun einem fragilen Punkt: den **Knien.**

Befindet sich die Lendenwirbelsäule in einem Hohlkreuz (Hyperlordose), werden aufgrund der dadurch veränderten Beckenstellung die Knie leicht nach innen gedreht und sehr oft nach hinten durchgedrückt. Dadurch liegt die Last des Körpergewichtes, das lotrecht nach unten möchte, auf den vorderen Knien. Im durchgedrückten Zustand ist das Gelenk dann auch noch zusätzlich blockiert und ein weiteres, mittiges Nachuntenfließen des Gewichtes behindert. Dies ist die häufigste Ursache von Knieproblemen. Durch gezielte Haltungskorrekturen ließe sich hier eine hohe Zahl an Knieoperationen verhindern. Zudem erzielen die Operationen oft nicht das gewünschte Ergebnis, weil sie zwar das Symptom behandeln, den Ursprung des Problems jedoch nicht berücksichtigen.

Sind die Knie durch eine gut und gesund aufgerichtete Wirbelsäule entlastet, rutscht das Gewicht weiter auf die **Füße** und verteilt sich dort **gleichmäßig** auf neun Punkten:

Auf den fünf Zehen, dem Ballen innen und außen, auf der unteren Außenkante und auf der Ferse.

Ist das Gewicht auf diesen **neun Punkten** angekommen und gleichmäßig zu fühlen, dann **stimmt die Körperstatik!**

Die Fußgelenke sind entlastet und der natürliche Hohlraum innen an den Füßen bleibt bestehen. Von daher sind Plattfüße oder Senkfüße auch oft nur das Resultat einer Fehlstellung in der Wirbelsäule und können – früh genug erkannt – über Haltungskorrekturen wieder ausgeglichen werden.

Bleiben die ungünstigen Wirbelsäulenfehlstellungen über einen langen Zeitraum bestehen, folgen daraus Wirbelverschiebungen, die Beschwerden und Erkrankungen verschiedenster Art nach sich ziehen können.

Die gesunde Wiederaufrichtung unseres Skelettsystems sorgt so mit für die Entspannung verkrampfter Muskulatur und trainiert die Muskeln, welche wir für die gesunde Aufrichtung benötigen.

Die Zuordnung der Nerven zu den Organen

Die Nerven entspringen dem Wirbelkanal und versorgen zwischen den einzelnen Wirbeln ausgehend alle Bereiche des Körpers. Der Wirbelkanal, auch Spinalkanal oder Rückenmarkskanal genannt, vereint die Nerven des zentralen Nervensystems unseres Körpers wie in einem Kabelkanal und verbindet sie über die Wirbelsäule direkt mit dem Gehirn. Zwischen den einzelnen Wirbeln treten diese Nerven dann aus dem Kanal aus, um die Befehle aus unserem Gehirn an die jeweiligen Stellen im Körper zu senden. Durch Fehlstellungen in der Wirbelsäule werden sie gequetscht und somit in ihrer Versorgungstätigkeit beeinträchtigt.

Das beste Beispiel hierfür ist wohl der eingeklemmte Ischias-Nerv, der am 4. Lendenwirbel entspringt und die Beine mit Bewegungsimpulsen versorgt. Der

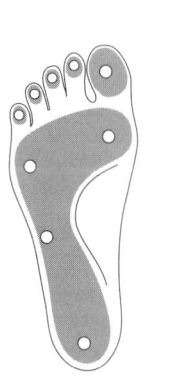
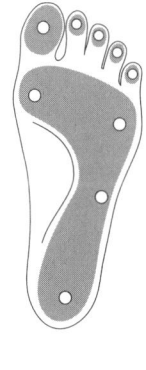

Neun Punkte für eine ausgewogene Körperstatik

Auf diesen neun Punkten sollte unser Körpergewicht im Stehen und auch in der Tai Chi Chuan Praxis und in vielen Qi Gong-Übungen gleichmäßig zu spüren sein. Wichtig ist hier vor allem auch die Unterseite der Außenkante, damit die Fuß- und Kniegelenke geöffnet und nicht übermäßig belastet werden. Unser Gewicht auf diesen neun Punkten verteilt zu spüren, bedeutet, dass unsere Körperstatik stimmt.

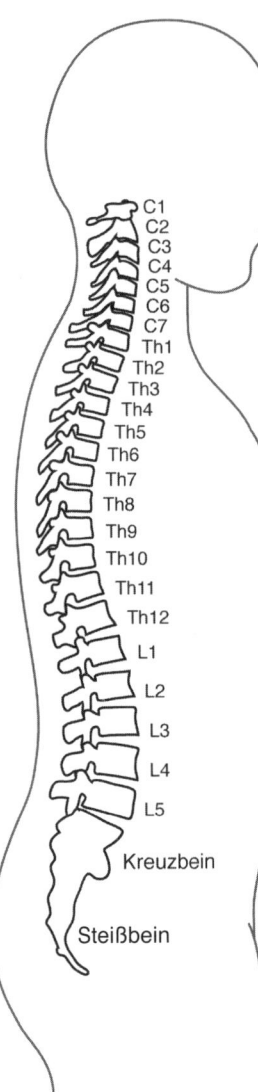

C1: Sympathisches Nervensystem, Kopf, Gehirn, Hypophyse, Innenohr
C2: Augen, Hör- und Sehnerven, Stirnhöhlen, Zunge
C3: Äußeres Ohr, Zähne, Gesichtsknochen,
C4: Nase, Mund Lippen
C5: Stimmbänder, Nacken, Rachen
C6: Schultern, Nackenmuskulatur, Mandeln
C7: Schulterschleimbeutel, Schilddrüse, Ellbogen
TH1: Luftröhre, Speiseröhre, Unterarme, Hände, Handgelenke
TH2: Herz, Herzklappen, Herzkranzgefäße
TH3: Lungen Bronchien, Brustkorb, Brust, Rippenfell
TH4: Gallengänge und Gallenblase
TH5: Leber, Blut, Solarplexus
TH6: Magen
TH7: Zwölffingerdarm, Bauchspeicheldrüse
TH8: Milz, Zwerchfell
TH9: Nebennieren
TH10: Nieren
TH11: Blase, Harnleiter
TH12: Dünndarm, Lymphsystem
L1: Dickdarm, Leiste
L2: Oberschenkel, Bauch, Blinddarm
L3: Geschlechtsorgane, Blase, Knie, Eierstöcke, Hoden
L4: Ischiasnerv, Prostata, Muskulatur des unteren Rückens
L5: Unterschenkel, Füße, Zehen, Fußgelenke
Kreuzbein: Hüftknochen, Po
Steißbein: Enddarm, After

Die Zuordnung der Wirbel und Nerven zu den Organen

Zwischen den Wirbelkörpern treten unsere Nerven aus dem Spinalkanal aus, um so unsere Gliedmaßen und Organe mit Impulsen und Bewegungsaufträgen zu versorgen. Ist die Wirbelsäule in einer Fehlhaltung, so sind auch immer die entsprechenden Organe in Mitleidenschaft gezogen. Bei Verdauungsbeschwerden, Menstruationsstörungen oder Kopfschmerzen, um nur einige Beispiele zu nennen, sollte man deshalb auch immer die Wirbelsäule in Augenschein nehmen und diese entsprechend mittherapieren.

durch Fehlhaltung entstandene Druck im Lendenwirbelbereich verschiebt dort auf Dauer Wirbel und Bandscheiben. Dadurch entstehen Bandscheibenvorwölbungen und -vorfälle, die wiederum dann die Nerven quetschen und die Reizleitung unterbrechen.

Langanhaltende Fehlhaltungen stellen also immer auch eine große Gefahr für die aus dem gesamten Wirbelkanal austretenden Nervenleitungen dar. Lebenswichtige Reize können vom Gehirn aus nicht mehr richtig in den Organismus weitergeleitet werden, mit beeinträchtigenden Folgen für unsere Gesundheit. So kann beispielsweise ein gequetschter oder gereizter Nerv Ursache für Kopfschmerzen, Verdauungsstörungen oder Herzbeschwerden sein.

In der Osteopathie, Chiropraktik und in der Dorn-Wirbeltherapie weiß man um diese Zusammenhänge und behandelt dahingehend, solche Blockierungen zu lösen.

Behandlungsmöglichkeiten von Haltungsschäden

Bei Haltungsschäden gibt es mittlerweile eine große Bandbreite an Behandlungsmöglichkeiten. Der Physiotherapeut therapiert Muskeln und Gelenke, durch Akupunktur lassen sich leichte Blockierungen und Schmerzzustände beseitigen, immer häufiger werden Bandscheiben- und Gelenkoperationen als letztes Mittel eingesetzt.

Jogger sind im Stadtbild inzwischen ein vertrauter Anblick, Fitnessstudios zur Stärkung der Muskulatur haben Hochkonjunktur und auch die Zahl von Yoga-Zentren wächst stetig, denn immer mehr Menschen verstehen: Ohne den Bewegungsausgleich bleiben wir nicht gesund, in der heutigen Sitzgesellschaft ist er absolut notwendig.

Dieser Bewusstseinszuwachs und die Umsetzung in die Tat sind sehr zu begrüßen. Doch braucht es auch im Fitnessstudio fachmännisch korrekte, individuelle Anleitung, sonst kann sich selbst die wohlgemeinteste Kräftigung der Muskulatur nicht dauerhaft günstig auf Fehlstellungen auswirken.

Bei einer bestehenden Lendenwirbelsäulenfehlstellung ist es beispielsweise denkbar ungünstig, joggen zu gehen. Die Knie werden über die Maßen stark beansprucht, das wird so mancher Jogger aus eigener Erfahrung kennen. In der Not versucht so mancher Laufliebhaber dann, die Kniebelastung durch teures, fachgerechtes Schuhwerk zu umgehen, was bei einer leichten Hyperlordose auch manchmal funktionieren kann. Kostengünstiger und wirkungsvoller wäre es jedoch, durch eine feine, bewusste Veränderung der Beckenhaltung beim Laufen die Lendenwirbelsäule und damit die Knie zu entlasten.

Wenn wir uns zusätzlich zu allen sportlichen Maßnahmen nicht dauerhaft unserer Haltung bewusst werden, die notwendigen Korrekturen bekommen und im Alltag umsetzen lernen, helfen die bestgemeinten Bewegungsmethoden bei bestehenden Fehlhaltungen leider nicht ursächlich.

Stellen Sie sich beispielsweise die Werbedesignerin vor, die täglich viele Stunden in einer ungünstigen Haltung am Bildschirm verbringt. Nehmen wir einmal an, sie hätte sich angewöhnt, in einer Position zu sitzen, in der der Kopf sich mit nach vorne gerecktem Kinn Richtung Bildschirm neigt.

Die Halswirbelsäule wird in dieser Haltung eingeknickt (Lordoseknick), die Halswirbel blockiert, die Muskulatur der Halswirbelsäule geschwächt. Schwindel, Nackenverspannungen und Störungen der Sinnesorgane können die Folge sein. Nehmen wir weiter an, dass diese Frau ihre Verspannungen im Nackenbereich durch Massagen behandeln lässt, was ihr durchaus kurzfristig Linderung verschafft. Zusätzlich geht sie noch jeden zweiten Tag eine Stunde joggen und zweimal in der Woche ins Fitnessstudio zum Muskelaufbau. Zwischendurch aber ist sie viele Stunden sitzend an ihrem Computer beschäftigt und fällt aus Gewohnheit in ihre alte Kopfhaltung zurück. Genau an dieser Stelle sollte die Therapie beginnen. Mit dem Bewusstwerden der eigenen Körperhaltung.

Denn nicht der beste Orthopäde, Masseur oder Krankengymnast kann unsere Haltung für uns verbessern – das können wir nur selber tun.

Meiner Erfahrung nach wissen aber viele Menschen gar nicht, dass ihre Wirbelsäule schon lange nicht mehr die natürliche S-Kurve aufweist. Dass sie ein Hohlkreuz oder einen Buckel sowie Blockierungen verschiedenster Art haben. Sehr oft werden sie, wenn sie beispielsweise wegen Knie- oder Fußproblemen zum Orthopäden gehen, nicht einmal auf eine Fehlstellung der Wirbelsäule, deren Ursächlichkeit und Folgen, hingewiesen! Die eigene Wirbelsäulenhaltung zu erkennen ist aber der erste und wichtigste Schritt, danach erfolgt die Korrektur.

Im Praxisteil ab Seite 103 erhalten Sie viele Anregungen dafür, was Sie im Alltag selber tun können. Wie Sie die Aufmerksamkeit auf Ihre Körperausrichtung lenken, wie Sie das Körpergewicht wieder gleichmäßig auf die Füße oder beim Sitzen auf die Sitzbeinhöcker verteilen können und wie es generell gelingen kann, die Erkenntnisse über unsere Haltung in den Alltag zu integrieren.

Bevor wir uns jedoch noch einige weit verbreitete Fehlhaltungen und ihre Hintergründe auf der gesellschaftlichen, körperlichen und seelischen Ebene etwas genauer ansehen, möchte ich Sie zu einem kurzen geschichtlichen Exkurs über das aufrechte Sitzen, Stehen und Gehen einladen.

Vom aufrechten Sitzen, Gehen und Stehen – ein kleiner geschichtlicher Exkurs

In Gesprächen über Körperhaltung mache ich immer wieder dieselbe spannende Beobachtung: Bei diesem Thema zieht mein Gegenüber automatisch die Schultern nach hinten, um so scheinbar den Rücken aufzurichten.

Seit langer Zeit scheinen wir hier in unserem Kulturkreis auf ein Muster konditioniert zu sein: „Rücken gerade, Schultern zurück, Brust raus." Wer hat das nicht von seinen Eltern gehört? Und unsere Eltern von ihren Eltern … doch seit wann eigentlich?

Diese Art, sich scheinbar aufzurichten – denn die Wirbelsäule streckt sich dadurch nicht wirklich, wie wir noch sehen werden –, gleicht einer militärischen Haltung, die unbedingten Gehorsam verkörpert und im 19. Jahrhundert entstand.

Disziplin, Fleiß und Folgsamkeit waren damals die wichtigsten Erziehungsziele zu Hause und in den Schulen. Die Kinder wurden durch zum Teil radikale Maßnahmen stets daran erinnert zu gehorchen, ihre Meinung nicht zu äußern, brav und angepasst zu sein. In den Schulen gab es genaue Vorschriften, wie die Kinder auf dem Stuhl zu sitzen hatten. Das entsprechende Mobiliar und gesteifte, den Körper einengende Kleidung taten ihr Übriges, den Menschen von klein auf in eine vorschriftsmäßige Körperhaltung zu zwingen.

Niemand kann aber natürlicherweise und ohne Anstrengung längere Zeit in dieser Position – Schulter zurück, Brust raus – verharren. Es sind also Disziplin und Anstrengung erforderlich, um den Körper in diese Haltung zu bringen – und genau diese Eigenschaften sollen damit auch hervorgebracht werden.

Was geschieht aber genau im Körper beim „disziplinierten Sitzen"?

Da es nicht erlaubt war, auf der Stuhlkante zu sitzen, sondern die gesamte Sitzfläche des Stuhles genutzt werden sollte, ruhte der Körper mit seinem Gewicht auf den gesamten Oberschenkeln statt nur auf den Sitzbeinhöckern. Dies führt zu einem Hohlkreuz in der Lendenwirbelsäule.

Das Hohlkreuz im Lendenwirbelbereich beeinträchtigt funktional die Nerven, welche Dickdarm, Geschlechtsorgane, Beine und Füße versorgen. Im übertragenen Sinne war dadurch gar nicht daran zu denken, einfach einmal störungsfrei „aus einer Situation zu gehen", und erst recht nicht an von sexuellen Impulsen gesteuerte Aktivitäten.

Weiterhin typisch für die damals vorherrschende Haltung war das Zurückziehen der Schultern. Dadurch rutscht im Körper der Schwerpunkt nach oben, woraus eine verkürzte, flache Atmung und eine dauerhafte Verspannung im Schulterbereich folgen.

Wenn der Atem nicht mehr ruhig und gleichmäßig in den Bauch fließen kann, kommt der Mensch aus seiner inneren Ruhe und Kraft, er wird manipulierbar und verletzlich.

Durch das gleichzeitige Vorstrecken des Brustkorbes bei zurückgezogenen Schultern wird das Ich-Zentrum dem Gegenüber präsentiert. Das ist der Ort am Brustkorb, auf den wir mit dem Finger zeigen, wenn wir „ich" sagen, und es ist auch der Sitz der Thymusdrüse.

Auf den ersten Blick präsentiert diese Haltung Arroganz und Disziplin, in Wahrheit birgt sie aber große Unsicherheit. Das Ich-Zentrum ist nicht geschützt, es ist angreifbar, und der verkürzte Atem bringt den Körper dazu, ein Sauerstoffnotprogramm zu fahren, um weiterhin gut versorgt zu sein. Somit hat der Körper anderes zu tun, als in Ruhe und Kraft seinem Gegenüber entgegentreten zu können – er wird manipulierbar.

Wenn uns heute ein Mensch in dieser Haltung begegnet, strahlt er dieselben Attribute aus wie damals, nur bewerten wir sie heute anders. Wir empfinden unser Gegenüber nicht mehr als diszipliniert und gehorsam im positiven Sinne, sondern eher als steif, unnahbar und selbstunsicher. Ein Wertewandel hat stattgefunden. Spätestens seit der 68er-Bewegung erfährt die steife, militärische Körperhaltung des 19. Jahrhunderts ihre dramatische Verkehrung ins Gegenteil.

Kinder und Jugendliche, die auf Sofas und Stühlen lümmeln und fast schon auf den Schultischen liegen, bestimmen heute das Alltagsbild. Was ist passiert?

Nach der Währungsreform 1948, in den Zeiten des Wirtschaftswunders, trat politisch wie gesellschaftlich Entspannung ein. Die Kriege waren vorüber, die Menschen konnten wieder aufatmen, die Wirtschaft erholte sich. Das Miteinander im Umgang erlebte eine Veränderung. Förmlichkeit und „Steifheiten" in Körperhaltung und Ausdrucksweise machten einer vergleichsweise lockeren, fröhlichen, die Menschen vereinenden Form Platz. Gemeinsam hatte man den Aufschwung geschafft.

Von militärischen Strukturen und der entsprechenden Haltung in Körperausdruck wie in Sprache und gesellschaftlichen Gepflogenheiten wandte man sich ab. Möbeldesigner kreierten die ausgefallensten und witzigsten Stühle und Sofas, denn bequemer sollte es sein. In den Schulen wurde die Prügelstrafe mehr und mehr abgeschafft, die Kinder wurden nicht mehr in steife Schulkleidung gezwängt und die Sitzvorgaben lockerten sich. Es war in der Erziehung immer noch erwünscht, schön folgsam zu sein, doch militärischer Gehorsam und Unterwürfigkeit wurden in den meisten Familien immer weniger gefordert.

Die Sitz- und Körperhaltung dieser Zeit war wohl die natürlichste und gesündeste seit langem, und das gilt leider auch im Vergleich mit dem aktuellen Stand. Durch den damals ganz natürlichen Wechsel von Sitzen und körperlicher Arbeit hatten die Menschen permanent ihren Ausgleich. Fernseher und Computer gab es noch nicht, die Kinder spielten nach der Schule gleich welchen Wetters im Freien und bewegten sich ungezwungen und natürlich.

Doch die Zeit bleibt nicht stehen, und Zeitgeist, Politik, Gesellschaft und Sitz-Mode prägen unweigerlich auch unsere Haltung. Mit der 68er-Bewegung begann die Entspannung in vielen Lebensbereichen überhand zu nehmen. Der auf dem Knautschkissen wie hingegossene, Haschisch rauchende Hippie ist sicher das Sinnbild dafür.

Die Abgrenzungsversuche damaliger Jugendlicher ihren Eltern gegenüber fanden schwerlich andere Möglichkeiten, es war der Zeitgeist: politisch erst mal gegen alles, trautes Heim und Häuschen bauen auf keinen Fall, raus aus dem Spießertum.

Damit veränderte sich auch die Haltung. Aus dem natürlich Aufrechten entwickelte sich in einer breiten jungen Bevölkerungsschicht der Hang, sich hängenzulassen. In gemütlichen Kissenlandschaften und auf Matratzen am Boden wurde vieles zunächst einmal in Ruhe ausdiskutiert.

Für die Körperhaltung bedeutete das in erster Linie ein Zusammensinken des Brustkorbes. Durch weiche Knautschlehnen und das Sitzen auf Matratzen mit ineinander verwobenen Beinen fehlte der

Wirbelsäule zusätzlich jeglicher Halt. Das Sitzen in solchen Positionen erschwert es zum einen, wieder aufzustehen und aktiv zu werden, und zum anderen rückt es das Ich-Zentrum weit in den Hintergrund, was Gleichgültigkeit, Lethargie und Unberührbarkeit hervorbringen kann.

Die Präsenz lässt nach, der Wille wird schwach, das Fühlen verlagert sich ins Denken. Die Lunge kann in dieser Haltung nicht ihr volles Potential entfalten. Die Einatmung wird erschwert und somit die gefühlsmäßige Aufnahmebereitschaft für das, was von außen an den Menschen herangetragen wird.

In diesem Klima verhallen die in Endlosschleife wiederholten Aufforderungen der Eltern zu „Schultern zurück, Brust raus" einfach. Es wären ohnehin nicht die richtigen Maßnahmen gewesen, die bereits entstandenen Fehlhaltungen wieder auszugleichen.

War die Lümmel-Haltung der 1970er Jahre zunächst Ausdruck einer Einstellung, so ist sie heute das Resultat einer ganz anderen Entwicklung, die man zurecht besorgniserregend nennen kann.

Zum Spielen nach draußen gehen? Nein, die Kinder von heute spielen drinnen, bevorzugt am Computer. Technisierung und Globalisierung haben diese Entwicklung vorangetrieben und kaum jemand kann sich dem mehr entziehen. Doch was bedeutet das für unsere Körperhaltung?

Nicht nur Kinder sind durch Spielkonsolen, den PC und den Fernsehapparat immer länger ans Sofa oder den Stuhl gefesselt, auch Erwachsene sitzen immer mehr und länger berufsbedingt und auch in ihrer Freizeit vor dem Computer.

Immer schneller, immer informierter, immer vernetzter – das sind die Schlagwörter unserer heutigen Zeit. Für den Informationsaustausch braucht man das Haus nicht mehr zu verlassen, nicht einmal mehr zum Einkaufen gehen, um Freunde zu treffen oder Sport zu machen. Der Computer bestimmt heute in den meisten Lebensbereichen das Dasein des Menschen – sitzend und oftmals vereinsamend.

Alleine durch die Sitzdauer wird dem Körper schon eine enorme Belastung auferlegt. Unsere Bandscheiben ernähren sich von Bewegung. Wenn sich Entlastung und Belastung die Waage halten, kann sich die knorpelige Bandscheibe gut mit Nährstoffen versorgen. Fehlt der Bewegungsausgleich, raubt dies der Bandscheibe langfristig ihre Elastizität. Gleichzeitig verkümmert die Rückenmuskulatur, was den Druck auf die Wirbelsäule erhöht.

Folgen davon sind aber nicht etwa „nur" Bandscheibenschäden und Rückenschmerzen, sondern, wie wir im vorigen Kapitel gesehen haben, auch vielerlei Erkrankungen, die scheinbar auf den ersten Blick nichts mit der Wirbelsäule zu tun haben und leider auch nur sehr selten von Patient und Arzt mit der Körperhaltung in Verbindung gebracht werden.

Durch die Bequemlichkeit der digitalen Welt geht dem Menschen die ausreichende Bewegung und die natürliche Körperausrichtung verloren. Doch Bewegung alleine ist nicht der Schlüssel, um auf den heutigen vermehrten Sitzkonsum mit seinen negativen Auswirkungen zu antworten.

Die Kernfrage ist doch: Wie kann ich zusätzlich zu ausreichender Bewegung während des Sitzens, Gehens und Stehens meinen Körper so ausrichten, dass die Haltung selbst schon die größte Entlastung bringt?

Sie ahnen vielleicht bereits, dass dies nur verbunden sein kann mit Bewusstsein und mit Aufmerksamkeit, was uns zunächst wohl wesentlich schwieriger scheint als regelmäßig irgendeine Art von sportlicher Bewegung auszuführen. Doch Bewusstsein ist der Schlüssel, ohne den es keine Veränderung gibt, nicht nur im körperlichen Bereich. Um das Wecken von Bewusstsein auf den verschiedenen Ebenen geht es daher in diesem Buch immer wieder.

Kapitel 5

Typische Fehlhaltungen und ihre Korrekturmöglichkeiten

Die „Schultern zurück, Brust raus"-Haltung

Unverständlicherweise wird die „Schultern zurück, Brust raus"-Haltung heute immer noch von einigen Orthopäden, Physiotherapeuten, Krankengymnasten und Eltern empfohlen, um den sitzgeplagten Rücken aufzurichten. Ich erlaube mir in diesem Buch, diese Methode für endgültig veraltet zu erklären.

Wenn Sie Ihre Schultern zurückziehen, wird sich dadurch niemals die Brustwirbelsäule aufrichten. Probieren Sie es aus.

Üblicherweise passiert Folgendes: Die Schulterblätter ziehen sich jeweils Richtung Wirbelsäule, der Brustkorb wird dadurch nach vorne gedrückt, der Schwerpunkt verlagert sich in den Brustraum und die Ausatmung wird behindert, was Übersäuerung und Bluthochdruck hervorrufen kann.

Durch das Zusammenpressen der Schulterblätter wird muskulärer Druck auf die obere Brustwirbelsäule ausgeübt, wobei die Nerven, die zu den Armen führen, blockiert werden können. Diese Haltung kann kein Mensch ohne Anstrengung über längere Zeit ausführen – und wenn er es macht, verfestigen sich Anspannung und Druck, was sich sehr ungünstig auswirkt. Denn dieses scheinbare Rückenaufrichten liegt so nicht in der Natur des Menschen, was sich zum Beispiel daran sehen lässt, dass kein gesundes kleines Kind auf diese Weise steht.

Rutscht der Schwerpunkt im Körper nach oben – wie es bei der „Schultern zurück, Brust raus"-Haltung geschieht –, werden auch die Beine schwach. Das Gewicht des Körpers kann nicht mehr nach unten fließen und von den Beinen aus gleichmäßig auf die Füße verteilt werden. Da in dieser Haltung durch den nach vorne gezogenen Brustkorb der Körper sofort in ein Lendenwirbelhohlkreuz (Hyperlordose) gebracht wird, bleibt das Körpergewicht größtenteils auf der Lendenwirbelsäule stecken. Dadurch entsteht Druck auf die Bandscheiben und im Stehen und Gehen werden zusätzlich die Knie stark belastet.

Ein weiterer Aspekt bei zurückgezogenen Schultern ist das Gewicht der Arme. Da die Arme in dieser Schulterstellung nicht mehr bewegungsmäßig mit dem Rücken verbunden sind, wiegen sie schwerer und müssen sozusagen ihr eigenes Gewicht mühsam mit Muskelanspannung tragen. Dadurch wird Gewicht im oberen Körperbereich zurückgehalten und Verspannung im Schulterbereich forciert. Das kann auch die Ursache für oftmals unerklärbare Schulterprobleme sein.

Die typische Sitzhaltung am Computer

Eine weitere Fehlhaltung, in welcher der Schwerpunkt ebenfalls sehr weit nach oben rutscht, ist die weitverbreitete, typische Sitzhaltung am Computer.

Der Kopf ist nach vorne geneigt, um dem Bildschirm näher zu sein, die obere Brustwirbelsäule ist zu stark gerundet (Hyperkyphose), der Brustkorb sinkt ein und der Körper wird mit den Unterarmen auf der Ablage aufgestützt, was einen sehr starken Druck auf den Schulterbereich bewirkt.

Daraus resultiert eine Blockierung in der Halswirbelsäule, die leider immer öfter auch schon bei jungen Menschen in einen Bandscheibenvorfall mündet. Da der Kopf mit seinem Schwerpunkt nach vorne rutscht, muss die Muskulatur um den 7. Halswirbel herum einen Gegenzug schaffen, um das Gewicht zu tragen. Diese dauerhafte Muskelanspannung sorgt nun dafür, dass sich die Wirbel in diesem Bereich verschieben und einen Buckel ausbilden, der bei fehlender Korrektur im Alter zu einem so genannten Witwenbuckel werden kann.

Die Einatmung wird in dieser Haltung durch den eingesunkenen Brustkorb und den daraus entstehenden Zwerchfellhochstand auf ein Minimum reduziert, Lunge und Herz werden gequetscht, was dauerhaft innere Unruhe und mangelndes Selbstwertgefühl zur Folge haben kann.

Im Gehen und im Stehen indessen verändert sich diese Haltung dann nicht mehr maßgeblich. Die Muskulatur ist viel zu geschwächt, den Körper wieder aufzurichten, und das Bewusstsein für die eigene Körperhaltung fehlt leider den meisten Menschen, so dass diesbezüglich keine Gegenmaßnahmen ergriffen werden. Wir nehmen unseren Körper oft erst dann wahr, wenn er uns Schmerzen oder Lust bereitet.

Fehlhaltung durch Übergewicht

Eine sehr häufige Ursache von Wirbelfehlstellungen mit zunehmender Tendenz ist das Übergewicht.

Bei zunehmender Masse bildet der Körper früher oder später einen dicken Bauch aus. Da der Bauch sich im Körper gegenüber der Lendenwirbelsäule befindet, zieht er schließlich aufgrund seiner Schwere die unteren Brust- und Lendenwirbel mit nach vorne. Über die Rippen ist die gerade Muskulatur des Bauches mit der des Rückens verbunden.

Um aufgrund des nach vorne verlagerten Schwerpunktes nicht auch nach vorne zu kippen, versucht der Mensch nun unbewusst die Fehlstellung über den oberen Rücken wieder auszugleichen und gerät dadurch zusätzlich in einen Rundrücken. Die typische Fehlstellung der Wirbelsäule bei Übergewichtigkeit ist demnach das Hohlkreuz im Lendenwirbelbereich und die zu starke Rundung in der Brustwirbelsäule.

In dieser Haltung wird schließlich der Kopf auch meist viel zu weit vorne getragen, woraufhin sich dann noch eine Blockierung in der Halswirbelsäule entwickelt. Viele dicke Menschen spüren allerdings, dass die Last des Kopfes zu weit nach vorne gerät, und steuern instinktiv dagegen, indem sie den Kopf in den Nacken legen. Doch auch dies mündet leider in eine Blockierung in der Halswirbelsäule.

Die Knie geraten aufgrund des Hohlkreuzes im Lendenwirbelbereich in eine nach innen gedrehte Stellung und reiben aufgrund der Dicke beim Gehen aneinander, was von den Betroffenen oft als störend und auch schmerzhaft empfunden wird. Die Füße kippen im Stehen und Gehen auf die Innenseite und die Schwere des Körpergewichtes belastet schließlich auch noch die inneren Mittelfußknochen und bilden sehr oft am Großzehengrundgelenk den Hallux Valgus (Ballenleiden) aus.

Hallux Valgus – eine Folge von Fehlhaltung

Der Hallux Valgus, die Überbildung des Großzehengrundgelenkes, entsteht in den meisten Fällen durch ein Hohlkreuz in der Lendenwirbelsäule, auch bei schlanken Menschen. Vor allem bei Frauen, die gerne und oft Schuhe mit hohen Absätzen tragen, die schließlich eigens dafür gemacht sind, den Po und die Brüste besonders zur Geltung zu bringen. Das kann jedoch wiederum nur in einer Hyperlordose und bei vorgeschobenem Brustkorb geschehen. Das Körpergewicht wird aber in dieser Haltung nur noch vom vorderen Teil des Fußes getragen, wie wir in der seitlichen Längsachsenansicht des Körpers deutlich erkennen können, und belastet so das Großzehengrundgelenk, das hierauf mit Verformung reagiert.

Die Turner- oder Balletthaltung (Flügelschultern)

Die typische Turner- oder Balletthaltung kann im Körper den sogenannten Flachrücken erzeugen. Diese Körperhaltung erscheint uns meist als besonders gerade und damit oft sogar als erstrebenswert. Deshalb wird sie auf den ersten Blick gar nicht mit einer Fehlhaltung in Verbindung gebracht.

Viele Jugendliche und junge Erwachsene bilden beispielsweise aufgrund ihrer Turner- oder Ballettkarriere eine kerzengerade Hals- und Brustwirbelsäule bei gleichzeitigem Hohlkreuz in der Lendenwirbelsäule aus. Dadurch, dass der Kopf bei leicht angehobenem Kinn nach hinten und nach oben gebracht wird, gerät auf Dauer die Halswirbelsäule in eine unnatürliche Streckung (gestreckte Form) und die natürliche Kyphose der Brustwirbelsäule richtet sich bei vorgeschobenem Brustkorb stockähnlich auf. Da in dieser Hals- und Brustwirbelsäulenstellung aber das Becken nicht in seiner ursprünglichen Position bleiben kann, wird es sozusagen gezwungen, sich nach hinten auszurichten, der Po kommt heraus und die Lendenwirbelsäule wird dadurch in ein zum Teil schmerzhaftes Hohlkreuz gebracht. Durch die Beckenstellung wiederum verändert sich die Beinhaltung und die Knie werden sehr oft im Stehen durchgedrückt. Aufgrund der lotrechten Traglinie des Körpergewichtes sitzt nun die Hauptbelastung auf Lendenwirbelsäule und Knien, was schon so manchen Sportler dieser Bereiche veranlasst hat, dem Turnen oder Ballett endgültig den Rücken zuzukehren.

Durch den weit vorgeschobenen Brustkorb kommt es zu den sogenannten Flügelschultern, und aufgrund der hohen Zwerchfellstellung zu einer verkürzten Ein- und Ausatmung. Die Bandscheiben der gesamten Wirbelsäule werden über die Maßen belastet und nutzen sich sehr schnell ab.

Meist treffen wir diese Körperhaltung bei sehr disziplinierten Menschen an. Um dieser Fehlhaltung entgegenzusteuern, wäre es für sie in erster Linie wichtig, sich auch hin und wieder einmal hängen zu lassen und zu lernen, sich auch in der Entspannung mit sich selbst wohl zu fühlen.

Skoliose

Manche Menschen haben schon von Geburt an eine Skoliose in der Wirbelsäule (Rechts- oder Links-Verdrehung). Diese kann sich aufgrund eines ungünstigen Geburtsvorganges im Körper des Kindes herausgebildet haben. Manchmal entsteht die Skoliose aber auch erst im Jugend- oder Erwachsenenalter. Zu schnelles Wachstum kann hierfür der Grund sein.

Die Verkoppelung von Gehirnhälften und Körperhälften verläuft beim Menschen überkreuz. Die rechte Gehirnhälfte steuert die linke Körperseite und die linke Gehirnhälfte die rechte Körperseite.

Die linke Körperhälfte reagiert mehr auf die Dinge, welche von außen auf den Menschen einströmen. Bei einer Überarbeitung oder Überlastung durch äußere Umstände, ist oftmals mehr die linke Schulter oder der linke Arm betroffen und die Wirbelsäule kann sich nach links verdrehen.

Die rechte Körperseite zeigt eher eine Überlastung, welche im Gefühlsbereich zu suchen ist, und bringt die Dinge nach außen. Bei gefühlsmäßiger Überforderung können so mehr die rechte Schulter oder der rechte Arm betroffen sein, sowie die Wirbelsäule, welche sich eventuell leicht nach rechts dreht.

Sind die Wirbelkörper schon strukturell verformt, so ist es fast nicht mehr möglich, diese Wirbelfehlstellung über die Muskulatur wieder herauszuarbeiten. Ist dies jedoch noch nicht eingetreten, dann kann der Betroffene mit seiner Aufmerksamkeit immer einmal wieder an die entsprechende Stelle an der Wirbelsäule gehen und durch das Training des Gegendrehens eine Veränderung einleiten. Unbedingt wichtig ist hierbei, das Becken zu fixieren, am besten im Sitzen, damit es sich nicht mitdrehen kann. So entsteht ein muskulärer Zug, welcher der Wirbelsäule den Bewegungsauftrag geben kann, sich wieder mehr nach rechts oder links zu drehen.

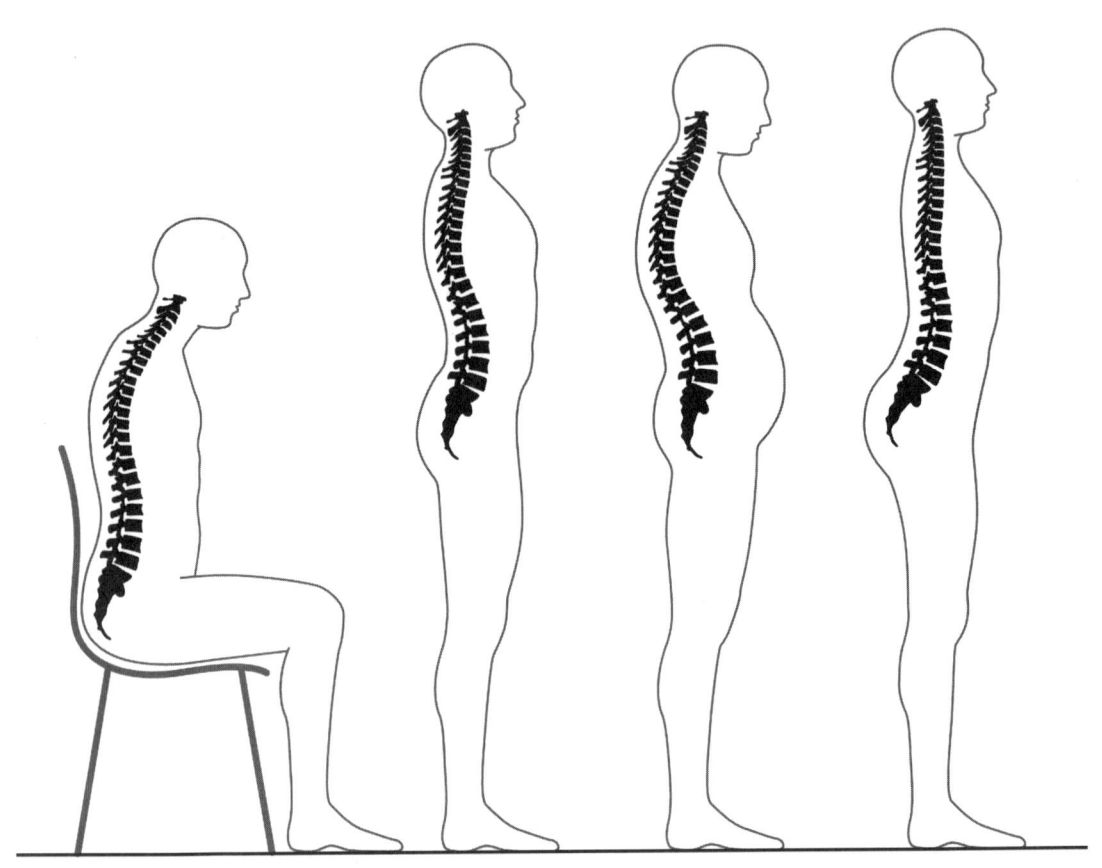

Generelle Veränderungsmöglichkeiten an der Wirbelsäule

Lendenwirbelsäule und untere Brustwirbelsäule

Die Lendenwirbelsäule und die untere Brustwirbelsäule können über eine leichte Kippbewegung des Beckens wieder aufgerichtet werden.

Zum Hineinspüren in diese Veränderungsmöglichkeit stellen wir uns beispielsweise bei einem bestehenden Hohlkreuz vor, wir wollten uns setzen, senken den Po etwas nach unten und ziehen die Beckenknochen vorne nach oben. Dadurch wird das Becken etwas aufgerichtet und die Wirbel der Lendenwirbelsäule kommen in eine leichte Streckbewegung nach oben. So kann die Blockierung an der Lendenwirbelsäule herausgenommen und die untere Brustwirbelsäule mit aufgerichtet werden.

Beispiele verschiedener Fehlhaltungen

Erstes Bild: Die typische Sitzhaltung am Computer
Während des Sitzens am Computer ist meist die gesamte Aufmerksamkeit zum Bildschirm hin gerichtet. Dabei wird der Kopf oftmals viel zu weit nach vorne gestreckt. Eine chronische Muskelanspannung im HWS-Bereich und Wirbelverschiebungen können die Folge sein. Wer viele Stunden des Tages am Computer sitzt, bei dem kann sich im normalen Stehen und Gehen die Halswirbelsäule oftmals schon gar nicht mehr natürlich aufrichten.

Zweites Bild: Das verstärkte Hohlkreuz im LWS-Bereich
Die „Brust-heraus-Schultern-zurück-Empfehlung" zeigt hier deutlich, dass es dadurch zu einer Verstärkung des natürlichen Hohlkreuzes in der Lendenwirbelsäule und somit auch zu Fehlbelastung von Knien und Hüfte kommt. Durch die energetische Unterteilung in die obere und die untere Körperhälfte, bleibt die Lebensenergie entlang des Lenkergefäßes auf der Wirbelsäule bereits im unteren Bereich weitgehend stecken. Der entstandene Druck belastet und schwächt auf diese Weise zudem die von den unteren Wirbeln ausgehenden Nerven, die zu den entsprechenden Organen im Körper führen.

Drittes Bild: Fehlhaltung durch Übergewicht
Wer auch immer einen dicken Bauch ausgebildet hat, den zieht die Schwere des Gewichts die Lendenwirbelsäule in ein häufig schmerzhaftes Hohlkreuz. Es entsteht Druck auf die Hüfte, die Knie und die Halswirbelsäule gerät zudem meist noch in eine Blockierung, da der Kopf dann zur unbewussten Ausgleichsbewegung in den Nacken gelegt wird.

Viertes Bild: Der Flachrücken, die Flügelschultern
Die übermäßige Aufrichtung des Brustkorbes führt gleich zu mehreren Beschwerden. Der Atem wird kurz und flach, die Lendenwirbelsäule kommt in ein verstärktes Hohlkreuz, die Knie werden durchgedrückt und somit blockiert. Da das Kinn in dieser Haltung meist etwas erhöht getragen wird, erscheinen uns diese Menschen oftmals als eingebildet und hochnäsig. In dieser Körperhaltung kann Niemand mehr in seiner Mitte ruhen und wird von Unsicherheiten und einem erhöhten Anspruch an sich selbst geplagt. Sich einfach einmal hängen lassen, könnte hier kleine Wunder vollbringen.

Auf den unteren Rücken kommt durch die leichte Kippbewegung des Beckens zur Aufrichtung der Lendenwirbelsäule eine nicht zu unterschätzende muskuläre Anstrengung zu, da die tief liegenden Rückenstrecker (Musculus iliocostalis, Musculus longissimus und Musculus spinalis) entlang der Wirbelsäule hierdurch gedehnt und so auch gekräftigt werden.

Gleichzeitig rutscht das Körpergewicht (s. Seite 53, *Die Gewichtsverteilung der gesunden Körperstatik vom Kopf bis zu den Füßen),* das vorher im Lendenwirbelbereich stecken geblieben ist, nun auf die Oberschenkel. Das empfinden wir zunächst aufgrund der durch Gewohnheit schwachen Beine wiederum als sehr anstrengend, doch daraus entsteht auch eine Stärkung der Beinmuskulatur.

Obere Brustwirbelsäule und Halswirbelsäule

Die obere Brustwirbelsäule und die Halswirbelsäule indessen können über den Kopf wieder aufgerichtet werden.

Wenn wir uns am höchsten, hinteren Punkt des Kopfes einen leichten Zug nach oben vorstellen, dann richtet sich die Halswirbelsäule auf und zieht die Brustwirbelsäule mit nach oben, der Brustkorb kann entspannt und natürlich sinken, der Atem wird frei, das Kinn neigt sich leicht nach unten. Dadurch werden Blockaden in der oberen Wirbelsäule herausgezogen und Halswirbelsäule und Brustwirbelsäule verbinden sich in der Bewegung wieder miteinander. Für die Muskulatur von Nacken und Schultern ist dies zunächst neu. Meist war sie es gewohnt, sich im oberen Schulterbereich in Verkrampfung zusammenzuziehen. Durch das leichte, bewusste Hochziehen des Hinterkopfes wird die Muskulatur in diesem Bereich nun gedehnt und auch wieder gestärkt.

Bei schon lange bestehendem Rundrücken ist dies allerdings nicht mehr so einfach möglich. Wie Sie hierfür vorgehen müssen, erfahren Sie im Praxisteil ab Seite 103.

Wir richten uns also nicht ausschließlich über eine gestärkte Muskulatur wieder auf, sondern stärken die Muskulatur, indem wir unsere Körperhaltung optimieren.

Diese einfache Körperhaltungskorrektur hat meiner Meinung und Erfahrung nach eine sehr hohe Alltagstauglichkeit, ist ohne großen Aufwand jederzeit einsetzbar und macht den Menschen autark. Voraussetzung sind das Wissen, wie man das macht, und das Erlernen der Selbstbeobachtung, wie ich sie in diesem Buch immer wieder schildere.

Drei verblüffend einfache Fragen

Die Wiederaufrichtung der gesamten Wirbelsäule in ihre ursprüngliche, gesunde S-Form vollzieht sich demnach über drei wesentliche Punkte:

Erstens über die Kippbewegung des Beckens

Zweitens über das natürliche Hängenlassen der Schultern und

Drittens über den leichten Zug am Hinterkopf von der Brustwirbelsäule ausgehend senkrecht nach oben.

So sind es zunächst einmal nur drei verblüffend einfache Fragen, die wir uns zur Körperaufrichtung grundsätzlich immer wieder zu stellen brauchen:

1. Was macht mein Becken im Moment?
2. Wie liegen meine Schulterblätter im Moment?
3. Wie halte ich momentan den Kopf?

Natürlich ist eine beständige Haltungskorrektur nicht von einem Tag auf den anderen zu bewerkstelligen oder zu halten, insbesondere nicht bei bestehender Übersäuerung der Muskulatur und bei hartnäckigen Verkrümmungen. In diesen Fällen empfehle ich begleitend eine Ernährungsumstellung und/oder eine Basen-Kur zu machen, damit die Muskulatur wieder geschmeidig genug wird, die neuen Bewegungsbefehle überhaupt ausführen zu können. Auch Massagen können sehr hilfreich sein.

Um die Wirbelsäule dann aber dauerhaft wieder in ihre gesunde S-Form zu bringen, bedarf es zusätzlich zu den drei genannten, im Alltag zur Selbstbeobachtung sehr hilfreichen Fragen der konkreten Übungen zur dauerhaften Fehlhaltungsregulation und zur Stärkung der Muskulatur. Diese Übungen werden im großen Praxisteil ab Seite 103 in ihren Feinheiten erklärt und abgebildet.

Zuvor möchte ich Sie aber noch mitnehmen auf eine Reise zu den emotionalen und seelischen Hintergründen für unsere Haltung und Ihnen einige Denkanstöße mit auf den Weg zu Ihrer kraftvollen und entschlossenen Aufrichtung geben.

Kapitel 6
Äußere Haltung als Spiegel der inneren Haltung

Körperhaltung ist aber nicht nur Ausdruck von körperlichen Gewohnheiten oder sozialen und kulturellen Umständen, sondern auch die Summe an Erfahrungen, emotionalen Verletzungen und Verhaltensmustern, die wir im Laufe unseres Lebens gesammelt und welche uns geprägt haben.

Gefühle und Körper sind unzertrennlich

Jedes Gefühl drücken wir mit Hilfe unseres Körpers aus. Oder könnten Sie sich vorstellen, liebe Leserin und lieber Leser, eine für Sie überaus frohe und beglückende Nachricht zu erhalten und dabei regungslos im Sessel verharrend nach unten zu blicken? Der Körper möchte sich freuen, er möchte sich strecken und die Arme ausbreiten, und der Kopf möchte sich nach hinten legen, damit wir auch stimmlich unserer Freude Ausdruck verleihen können.

Jede noch so kleine Gefühlsregung ist mit einer Körperbewegung verbunden und sei es auch „nur" mit innerer Anspannung (Muskelanspannung) in stressreichen oder angsteinflößenden Situationen.

Je mehr ein Mensch als Kind schon die Erlaubnis bekam, seinen Gefühlen Ausdruck zu verleihen, desto freier und authentischer ist dieser Mensch später in seinen körperbegleiteten Gefühlsregungen. Keine aus Furcht verspannte Muskulatur hindert ihn daran, seinen Körper gefühlsbegleitend einzusetzen. Aus der Hirnforschung weiß man, dass ein echtes Gefühl nicht länger als zwei Minuten anhält, dann abebbt und der Mensch emotional langsam wieder zu seiner individuellen Norm zurückfindet, wobei diese je nach Grundtemperament sehr unterschiedlich sein kann. Ein Italiener aus dem Süden wird sich anders freuen oder ärgern als beispielsweise ein Deutscher aus dem Norden, doch die Grundgefühle sind bei allen Menschen dieser Erde gleich. Deren Ausdrucksmöglichkeiten jedoch können kulturell bedingt stark variieren. Auf den Philippinen ist zum Beispiel der lautstarke Ausdruck von Wut generell von der Gesellschaft nicht akzeptiert, da er das enge gemeinschaftliche Zusammenleben empfindlich beeinträchtigen kann.

Wenn ein Mensch, der gerade eine freudige Nachricht erhalten hat, sich nach mehr als zwei Minuten immer noch himmelhochjauchzend freuen würde, dann würden wir als Betrachter der Szene wahrscheinlich denken, er sei dem Irrsinn verfallen.

Generell kann man sagen: Je intensiver, spontaner und vor allen Dingen je situationsbezogener ein Gefühl ausgedrückt wird, desto schneller finden wir auch wieder zu unserer Gefühlsnorm zurück, also in einen entspannten emotionalen Zustand. So ist es zumindest im Idealfall.

Dieser Idealfall ist jedoch selten die Regel. Von den kulturellen Unterschieden einmal abgesehen, haben viele Menschen schon als Kind die Erfahrung machen müssen, dass das, was sie fühlen, nicht richtig oder angemessen und erst recht nicht ausdrückbar ist.

Viele Menschen haben früh gelernt, ihre Ängste geheim zu halten und sich ihrer Trauer zu schämen. Sie haben gelernt, Sorgen für sich zu behalten und der Freude zu misstrauen. Vor allem Mädchen wurde oft der Ausdruck von Wut und Ärger regelrecht untersagt.

Doch wo finden all diese berechtigten menschlichen Gefühle ihren Ausdruck, wenn sie nicht körperlich, verbal ausgedrückt und angemessen umgesetzt werden dürfen?

Unser Körper speichert sie. Ein nicht ausgedrücktes Gefühl wird in unserer Muskulatur und in unseren Organen gespeichert. Nichts, was wir denken und fühlen, geht verloren oder bleibt ohne Folgen.

Nehmen wir einmal an, ein kleines Mädchen ist mit seiner Mutter auf dem Spielplatz. Sie möchte gerne rutschen, doch die Treppen hinauf zur Rutschbahn erscheinen ihr irgendwie gefährlich. Sie bekommt Angst. Daraufhin läuft sie zu ihrer Mutter und sagt ihr, dass sie Angst hat. Die Mutter hat nun drei Möglichkeiten: Sie kann die Angst des kleinen Mädchens ernst nehmen und ihr sagen, dass es in Ordnung ist, Angst zu haben und dass sie vielleicht ein anderes Mal auf die Rutschbahn gehen kann.

Sie könnte aber auch die Kleine an die Hand nehmen, ihr sagen, dass es in Ordnung ist, Angst zu haben, und dass sie ihr gerne hilft, die Treppen hinaufzusteigen, wenn sie das möchte.

Sie könnte aber auch sagen, die Kleine soll sich nicht so anstellen und sie bräuchte doch keine Angst zu haben.

Im ersten Fall weiß sich das Mädchen in seinem Gefühl ernst genommen und kann frei entscheiden, wann sie es wieder einmal versuchen möchte.

Im zweiten Fall fühlt sich das Mädchen in seinem Gefühl ernst genommen und unterstützt und erfährt, dass die Hilfe eines Menschen Angst lindern kann und dass sie frei entscheiden kann ob und wann sie bereit ist, sich ihrer Angst zu stellen.

Im dritten Fall schämt sich das Mädchen seiner Angst – die Mutter hat ja gesagt, dass es nicht richtig sei, in dieser Situation Angst zu fühlen.

Im dritten Fall lernt das Mädchen nun, dass ihre Angst in dieser Situation unangemessen ist und dass sie dieses Gefühl in Zukunft besser nicht mehr zur Sprache bringt, da sie sonst in den Augen ihrer Umgebung als Angsthase oder Versager angesehen wird. Treten solche Situationen häufiger auf, wird das Mädchen sich immer mehr verschließen und ihre Angst schließlich nicht mehr äußern. Weil sie sich dieses Gefühls schämt, wird sie es sich sogar sich selbst gegenüber irgendwann nicht mehr eingestehen. Jeder Anflug von Angst wird dann im Keim erstickt.

Doch deswegen ist die gefühlte Angst nicht weg. Sie bekommt nur keinen authentischen, situationsgerechten Ausdruck und kein Daseinsrecht mehr.

Warum haben wir eigentlich Gefühle und was passiert im Körper beim Fühlen?

Wäre es nicht viel einfacher, nie Angst zu verspüren? Und viel besser, niemals traurig zu sein oder wütend? Oder sich nie Sorgen zu machen um die Menschen, die man liebt? Wäre es nicht prima, wenn es nur die Freude gäbe? Die meisten Gefühle sind nicht schön, warum brauchen wir sie dennoch?

Die Gefühle, von denen wir hier sprechen, sind die sogenannten Primärgefühle, welche von Emotionsforschern oftmals unterschiedlich aufgelistet werden. Ich möchte hier vor allen den Grundgefühlen Angst, Wut, Freude, Mitgefühl und Trauer Platz einräumen, da sie sich unterdrückt oder exzessiv gelebt sehr stark im Körper verankern können und somit Erkrankungen verschiedenster Art den Boden bereiten.

Angst

Wenn wir niemals Angst verspüren würden, dann würden wir sehr gefährlich leben. Wir würden vielleicht über eine Autobahn spazieren oder immer wieder auf haarsträubende Weise mit unseren Mitmenschen umgehen, weil wir keine Angst hätten, daraufhin verlassen zu werden und ganz alleine zu sein.

Das gesunde, echte Gefühl von Angst schützt uns vor Gefahren und hilft uns auch in unserem sozialen Gefüge und in unserer Persönlichkeitsentwicklung.

Ein Zuwenig an Angst setzt uns Gefahren aus, und ein Zuviel an Angst hindert uns daran, das Leben zu genießen und auch einmal etwas zu wagen.

Das Gefühl der Angst im Körper
Angst löst im Körper einen überlebensnotwendigen Flucht- oder Kampfreflex aus. Was in grauer Vorzeit hilfreich war, um beispielsweise wilden Tieren zu entfliehen, dient uns heute dazu, gefährlichen Situationen aus dem Wege zu gehen oder den Mut aufzubringen, für uns zu kämpfen und schwierige Anforderungen durchzustehen und zu meistern.

Hierfür stellt unser Körper das Hormon Adrenalin zur Verfügung. Es wird in der Nebennierenrinde produziert und in körperlichen und emotionalen Stresssituationen in das Blut ausgeschüttet. Dadurch erhöhen sich Blutdruck und Herzfrequenz. Da die Atmung so sehr beengt wird, sorgt das Adrenalin dafür, dass die Bronchien sich erweitern, und weil der Körper in diesem Zustand sehr viel mehr Energie benötigt, erhöht sich der Blutzuckerspiegel und der Abbau von Fettreserven wird vorrübergehend eingestellt. Unser Körper wird sozusagen flucht- und/oder kampfbereit gemacht.

Die meisten Menschen spüren das Gefühl der Angst im Solarplexus oder an der Kehle, etwas in uns zieht sich zusammen. Der Darm rebelliert, die Stimme versagt, die Beine werden schwach.

Wir versuchen instinktiv uns zu schützen, indem wir den Kopf einziehen, die Schultern anheben und den Rücken runden, um unser Ich-Zentrum zu verbergen und somit unangreifbarer zu machen. Unsere Muskulatur verspannt sich und macht sich bereit zum Angriff oder zur Flucht.

Gelingt es uns nun im Bewusstsein unserer Angst, aus der Situation zu fliehen, beruhigen sich nach kurzer Zeit die Körperfunktionen wieder und gehen auf ein normales Maß zurück. Das Adrenalin baut sich ab und wird über den Urin wieder ausgeschieden. Wählen wir den Kampf, sprich, die Herausforderung, uns mutig der Situation zu stellen, dann durchleben wir in der Auseinandersetzung einen Zuwachs an Kraft und Energie, was uns hilft, über uns hinauszuwachsen, und das Gefühl der Angst ebbt auch in diesem Falle bald wieder ab. Wir erfahren einen Stärkezuwachs.

Erleben wir nun aber Situationen dauerhaft als bedrohlich und können weder aktiv fliehen noch aktiv kämpfen, schüttet der Körper vermehrt und anhaltend Noradrenalin aus. Das ist ein Hormon und Neurotransmitter, der ebenso wie das Adrenalin den Körper in Stresssituationen aktiviert. Bei anhaltender Ausschüttung allerdings erhöhen sich nun auch dauerhaft Blutdruck und Herzfrequenz, der Mensch ist nicht mehr in der Lage, in einen ausgeglichenen und ruhigen emotionalen Grundzustand zu kommen.

Auf einen längeren Zeitraum gesehen, wandelt sich der Noradrenalinüberschuss schließlich in einen Noradrenalinmangel. Der Körper kann das Hormon nicht mehr produzieren und es besteht das Risiko, depressiv zu werden.

Die Grundhaltung der Angst vor Bedrohung weicht Passivität, man gibt sich gleich geschlagen – das kann auch gleichzeitig Wut auslösen. Wut auf die ohnmächtige Situation, Wut auf den, der diese Ohnmacht verursacht hat. Und diese Wut wird oft gleich mit unterdrückt, da sie genau wie die Angst keine Möglichkeit des Ausdruckes findet.

Wut und Ärger

Wäre die Welt nicht friedlicher ohne Wut und ohne Ärger?

Definitiv das Gegenteil wäre der Fall!

Das Gefühl der Wut ist lebensnotwendig, damit wir uns abgrenzen können. Wie viel lassen wir uns bieten, wann ist das Maß voll? Wann sagt etwas in uns Stopp, keinen Schritt weiter? Leben wir gesünder und glücklicher, wenn wir uns vormachen, wir könnten alles, so wie es ist, akzeptieren? Nicht einmal Jesus hat uns das vorgelebt. Hat er nicht die Händler zornig aus dem Tempel vertrieben?

Ein Donnerschlag zur rechten Zeit und im angebrachten Moment, und wir schützen dadurch unsere Persönlichkeit und unsere Werte, verteidigen unsere Rechte als Menschen und unsere Überzeugungen. Gesunde Wut zu empfinden ist heilsam und kräftigend und schützt uns vor Übergriffen und Persönlichkeitsverletzungen. Wut hilft uns auch, Ungerechtigkeit zu erkennen und aktiv dagegen anzugehen, auch wenn es nicht uns selbst, sondern andere betrifft.

Ein Zuviel an Wut jedoch macht blind und taub für Untertöne und verzerrt die emotionale Realität. Ist ein Mensch in seiner Grundstimmung latent auf alles und jeden wütend, raubt er sich beispielsweise die Möglichkeit, liebevolle oder freundschaftliche Zuneigung zulassen zu können.

Ein Zuwenig an Wut ist ebenfalls bedenklich. Der Mangel an Wut raubt uns unser Unrechtsbewusstsein, öffnet Tür und Tor zu unserer Persönlichkeit und macht uns manipulierbar, angreifbar und in unserem Ich-Gefühl haltlos. Wir können dadurch unsere Identität verlieren.

Das Gefühl der Wut im Körper
Mir ist eine Laus über die Leber gelaufen, blind vor Wut sein, Gift und Galle spucken ... Die in unserem Sprachgebrauch üblichen Redewendungen stellen eindeutig einen Bezug zwischen dem Gefühl der Wut und unserem Körper her. Von der Wut betroffen sind vor allen Dingen die Leber und die Gallenblase.

Die Leber ist unser größtes Entgiftungsorgan und unsere Hauptverdauungsdrüse. Sie produziert lebenswichtige Eiweiße, selektiert und verwertet Nährstoffe und scheidet Stoffwechselabbauprodukte von Nahrungsmitteln, Medikamenten und Giftstoffen aus. In der Leber wird unsere Gallenflüssigkeit produziert, welche bei Bedarf per Reflex aus der Gallenblase in den Zwölffingerdarm zur Aufspaltung von Fetten aus der Nahrung abgegeben wird.

Das Gefühl der Wut verändert den Gallenfluss.

Damit unsere Leber und unsere Gallenblase gut funktionieren können, sind eine ausgewogene und gesunde Ernährung sowie ein – wenn überhaupt – moderater Alkoholkonsum von unbestrittener Bedeutung.

Unsere Leber wird aber auch geschwächt durch zu wenig Schlaf, da sie sich weitgehend nur während wir schlafen erholen kann. Die Leber braucht Ruhe, Ruhe nach dem Essen, Ruhe in der Nacht. Auf diese Weise wird die Durchblutung dieses Organes gefördert.

Hier wird der Parasympathikus (Ruhenerv) des vegetativen Nervensystems aktiv. Er steuert willensunabhängig die inneren Organe und den Blutkreislauf, sorgt für die Regenerationsfähigkeit und Erholung unseres Organsystems. Wird hingegen sein Antagonist, der Sympathikus, aktiv, kommt es zu einer Leistungssteigerung und zur Handlungsbereitschaft. Zusammen regulieren diese beiden Nerven in einem feinen Zusammenspiel die Tätigkeit unserer inneren Organe.

In einem Zustand der Daueranspannung bei chronischer Wut, also ständiger Kampfbereitschaft, wird der Sympathikus überaktiv. Der Herzschlag und der Blutdruck werden erhöht und die Darmtätigkeit reduziert. Fester Stuhl, Darmerkrankungen und Hämorrhoiden, ein erhöhtes Herzinfarktrisiko und Bluthochdruck können die Folge sein.

Die Gallenflüssigkeit, welche von der Leberproduktionsstätte aus in der Gallenblase gesammelt wird, um bei Bedarf abgegeben zu werden, fließt nun auch ohne Reflex unkontrolliert in den Zwölffingerdarm, ähnlich wie nach einer Gallenblasenentfernung. Dadurch gerät der Säure-Basen-Haushalt im Verdauungstrakt ins Ungleichgewicht, „Die Galle läuft uns über". Verdauungsbeschwerden aller Art, einschließlich saurem Aufstoßen, sind die Folge und machen uns schließlich noch saurer.

Bei einem Mangel an zugelassener und ausgedrückter Wut stagniert die produzierte Gallenflüssigkeit in der Gallenblase und verweilt dort zu lange. Dadurch verändert sie ihre Farbe, wird dickflüssiger, träger und verliert ihren Schwung. Gallensteine und Depressionen können hiervon langfristig die Folge sein, wie übrigens auch von vielen Hungerdiäten oder bei Anorexia.

Es ist auffällig, dass vor allen Dingen bei Frauen, die gelernt haben, ihre Wut zu unterdrücken und die sehr angepasst leben, Gallensteine häufiger auftreten als bei Männern, welche oft schon als Kinder dazu ermutigt wurden, sich nichts gefallen zu lassen.

Wenn wir das berechtigte Gefühl der Wut verspüren und es zeitgerecht zulassen und zur Sprache bringen können, unterstützen wir damit auch einen geregelten Gallefluss. Das Gefühl der Wut kann sich wieder legen, wir haben durch Aussprache die Dinge bereinigt, unsere Gefühlsnorm ist wieder hergestellt. Wie bei einem Gewitter, das die Natur hernach gereinigt zurücklässt.

Das Gefühl der Wut verändert den Muskeltonus. Wir ballen die Hände zu Fäusten, der Puls und die Atmung beschleunigen sich, der Körper spannt sich an. Zugelassene Wut lässt uns das Gesicht verziehen, die Nasenlöcher werden groß, um mehr Luft einzuholen, und der Brustkorb wölbt sich weiter nach vorne und demonstriert unser Ich-Zentrum. Unsere Beine spannen sich an und machen sich sprungbereit – auf in den Kampf!

Wenn wir in der Lage sind, Wut zu spüren, zuzulassen und angemessen auszudrücken, kann unser Körper diese Bereitstellung an Spannung auch wieder relativ schnell abbauen. Gelingt uns das nicht, dann bleibt diese Spannung im Körper gespeichert und wird schließlich, wenn überhaupt, oft an der falschen Stelle und im falschen Moment entladen. Wird die unausgedrückte Wut nicht entladen, etwa auch nicht kompensatorisch in Form von ausreichend sportlicher oder sexueller Betätigung, kann sich diese innere Anspannung im Laufe der Zeit gegen uns und unsere körperliche und emotionale Gesundheit richten.

Freude und Liebe

Würden wir denn des Morgens noch das Bett verlassen, wenn wir nicht die Hoffnung hätten, auch irgendwo ein bisschen Freude zu finden? Freude verleiht uns Flügel und weckt unsere Lebensenergie. Freude hält unseren Motor, unser Herz am Laufen und erfüllt unser Leben mit Sinn.

Wie weit mehr noch beglückt uns das Gefühl der Liebe. Wie offen ist unser Herz, wenn wir lieben und geliebt werden ... wie verschlossen ist es, wenn wir von Liebeskummer heimgesucht werden oder eine menschliche Enttäuschung verkraften müssen.

Nichts erhält uns mehr am Leben als die Hoffnung auf und die Suche nach Freude und Liebe.

Nun können wir exzessiv suchen, jeden Tag aufs Neue, von einem Event zum anderen ziehen, von einer Neuanschaffung zur nächsten, von einem Partner zum anderen und feststellen, dass wir die Freude nicht einfangen können.

Es mag auch sein, dass wir vorsichtig geworden sind, übervorsichtig und das Gefühl der Freude gar nicht erst aufkommen lassen, damit es uns nicht immer wieder zwischen den Fingern zerrinnt.

Unser Erfahrungshintergrund gestaltet unseren Zugang zur Freude – und die gute Nachricht ist, dass wir den Zugang dazu verändern können. Wir können wählen, können unser Herz wieder öffnen, können uns an den kleinen Dingen erfreuen, an den leisen, stillen, flüchtigen. Alles im Leben ist flüchtig. Wir können Freude nicht festhalten, sie dauert nicht lange. Wir können sie aber genießen und uns aufs Neue überraschen lassen vom nächsten Mal.

Das Gefühl der Freude im Körper

Mir hüpft das Herz vor Freude, mir fließt das Herz vor Freude über, etwas kommt von Herzen.

Warum meinen wir, wenn wir uns den Gebrauch des Wortes „Herz" in diesen Redewendungen ansehen, oft, damit sei das Symbol gemeint und nicht das körperliche Herz?

Viele Menschen, die an einem gebrochenen Herzen leiden oder keine Freude mehr empfinden können, denken leider nicht daran, dass auch ihre eigene Herzgesundheit direkt davon betroffen sein könnte. Wie viele Menschen verweilen beispielsweise aus materiellen oder ideellen Gründen in krankmachenden Beziehungen, Ehen oder beruflichen Positionen, die immer wieder für Herzeleid sorgen.

Unser Herz sorgt unser ganzes Leben lang für die Durchblutung unserer Organe. Es ist das erste Organ, das in der Embryonalentwicklung angelegt wird. Ohne Herz kann ein Mensch nicht leben.

Unser Blut wird durch Gefäße geschickt, die sehr fein auf Stress reagieren. Bei negativem Stress verengen sich die herznahen Blutgefäße, um den Blutdruck zu erhöhen und somit den Körper bereit zu machen für Flucht, Angriff oder Totstellreflex. Was zunächst vom Körper als kurzfristige Rettungsfunktion gedacht war, mündet bei anhaltendem Stress sehr oft in einen dauerhaft zu hohen Blutdruck oder auch in einen zu niedrigen Blutdruck, da der Körper die Rettungsstrategie irgendwann nicht mehr aufrecht erhalten kann.

Wagen wir uns nun mit Medikamenten diesen Symptomen zu begegnen – was übrigens oftmals gar nicht die erwünschte Wirkung erzielt –, haben wir keinesfalls die Ursache behoben. Es wäre zu erforschen, was uns die Lebensfreude raubt, was uns so sehr in Stress versetzt und dann aktiv etwas zu unternehmen, um unseren Herzschlag wieder in einen ausgeglichenen Rhythmus zu bringen.

Freue ich mich noch, wenn mein Partner von der Arbeit nach Hause kommt? Freue ich mich auf die freie Zeit mit ihm oder mit ihr? Oder möchte ich mich jedes Mal lieber irgendwie davonstehlen?

Gehe ich noch gerne zur Arbeit? Freue ich mich auf meine Aufgabe, auf meine Mitarbeiter und Kollegen? Oder wache ich schon morgens auf und möchte am liebsten gar nicht hingehen?

Kann ich meine freie Zeit genießen? Oder muss ich sie permanent ausfüllen mit Terminen?

Wie sieht es bei mir mit dem Verhältnis von Anspannung und Entspannung aus? Kann ich eigentlich noch entspannen? Macht mich der Dauerstress mürbe und freudlos?

Was lässt mein Herz schneller schlagen? Was lässt es vor Freude hüpfen und überfließen? Was fühlt sich gut an, was nicht?

Oftmals in der Lebensmitte drängen sich den Menschen plötzlich diese Fragen auf. Es ist die Zeit, Resümee zu ziehen und sich zu fragen: Was kommt da noch? Eine oft schwierige Zeit, die aber auch eine große Chance in sich birgt: das eigene Leben neu zu hinterfragen und Inhalte neu zu bewerten und zu sortieren.

Ignorieren wir diese Fragen, ignorieren wir auch unsere körperliche und emotionale Gesundheit. Meist können wir das aber nur so lange ignorieren, bis unser Körper uns durch eine ernsthafte Erkrankung oder einen Zusammenbruch regelrecht zwingt, uns mit unseren wichtigen Lebensthemen auseinanderzusetzen. Viele einst beruflich sehr erfolgreiche Menschen in Spitzenpositionen kehrten ihrem Top-Job schließlich den Rücken, um aus freien Stücken ein ruhigeres und gesünderes, stressfreieres und freudvolleres Leben auf dem Lande in einer weniger gut bezahlten Position zu führen. Es ist immer unsere eigene Verantwortung.

Unser Herz möchte durchbluten. Das ist seine Aufgabe. Ein gut durchblutetes Organ erhält auch viel lebensnotwendigen Sauerstoff. Sauerstoff erhält unsere Zellen frisch und gesund.

Wenn wir eine angenehme Freude empfinden, dann macht sich ein wohliges Gefühl in unserem Körper breit. Wir sind in der Lage, auch muskulär zu entspannen, tief und ruhig zu atmen, zu lächeln und zu vertrauen. Unser Körper wird gut durchblutet und auch unsere Organe können sich entspannen.

Bei euphorischer Freude werden wir sozusagen angeheizt. Unser Blutdruck steigt vorrübergehend an, die Atmung und der Herzschlag beschleunigen sich. Unser Körper kann diesen Zustand hin und wieder sehr gut verkraften, er wirkt anregend und aktivierend. Doch wenn wir stets nur diese euphorische Form der Freude suchen, wirkt sich auch dies langfristig nicht gesundheitsfördernd aus. Wir suchen dann immer den Kick, das Besondere, das Herausragende. Ähnlich wie bei einer stofflichen Sucht können wir irgendwann nicht genug davon bekommen. Tut sich im Außen nichts, dann fehlt uns etwas. Bei Bühnendarstellern oder Filmschauspielern ist dieser Zustand bekannt als das sogenannte „schwarze Loch" nach dem Abspielen des Stückes oder der abgeschlossenen Produktion eines Filmes. Alkohol- und Drogenmissbrauch kann hierdurch ein fruchtbarer Boden bereitet werden.

Sollten wir irgendwann plötzlich feststellen, dass wir gar keine Freude mehr empfinden können, dann ist dies auch sehr bedenklich und sollte uns zum Handeln veranlassen. Unserem Herzen zuliebe.

Sorge und Mitgefühl

Die Fähigkeit, sich in andere Menschen hineinfühlen zu können, lässt uns an deren Gefühlen und ihrem Leben teilhaben. Ein unschätzbares Gut! Wenn wir nicht empathisch wären, könnten wir keinerlei Beziehungen eingehen. Wir würden im Herzen verarmen, als Menschen vereinsamen und dem Leben nicht sehr viel Sinn abgewinnen können.

Sich um einen anderen Menschen zu sorgen und wichtig zu nehmen, was er gerade tut und wie es ihm gerade geht, ist entscheidend für jede Eltern-Kind-Bindung, für eine gute Mann-Frau-Beziehung, für erfüllende Freundschaften, für jedes soziale Gefüge und für jede Gesellschaft. Die Natur stellt schon bei der Geburt eines Kindes diese für das Kind überlebenswichtige starke Bindung von der Mutter zum Kind her. Ohne diese Sorge würde das Kleine verhungern, verwahrlosen und sterben.

Wie bei jedem anderen Gefühl, kann es aber auch hier ein Zuviel und ein Zuwenig geben.

Ein Zuviel an Sorge um das Kind seitens der Mutter kann von dem Kind, wenn es etwas älter geworden ist, als sehr einengend, erdrückend und erstickend empfunden werden. Für die überbesorgte Mutter auf der anderen Seite ist dieses Zuviel an Sorge auch nicht gerade förderlich. Es raubt ihr den Schlaf und die Lebensqualität, erlaubt ihr kein Entspannen und brennt sie innerlich aus. Das Immunsystem wird dadurch geschwächt.

Ein Zuviel an Mitgefühl mündet oft gerade auch bei Menschen in helfenden Berufen in das sogenannte Helfersyndrom. Eine sehr bedenkliche gesundheitliche Beeinträchtigung bei Menschen, welche oft aus bestem Wissen und Gewissen heraus versuchen, Patienten oder Klienten zur Seite zu stehen. Bei mangelnder Abgrenzungsfähigkeit wird hier oft das Leid des anderen zum eigenen. Es beschäftigt den Helfer, er nimmt die Sorge von der Arbeit mit nach Hause und mit in den Schlaf.

Auch in engen Mann-Frau-Beziehungen ist dies natürlich möglich. Unzählig viele Beziehungen bauen sogar darauf auf: die Frau ist die Hilflose, der Mann der Retter, oder seltener auch umgekehrt. Manchmal kann solch eine Beziehung sogar eine Weile funktionieren. Doch irgendwann ist auch der tapferste Retter ausgebrannt und möchte einmal etwas für sich haben. Wir können in erwachsenen Beziehungen nicht nur geben, wir möchten auch einmal etwas bekommen.

Manchmal ist es gar nicht so einfach, Empathie nicht mit Liebe zu verwechseln.

Übersteigertes Mitgefühl kann genauso süchtig machen wie die euphorische Freude. Wir fühlen uns gebraucht, unentbehrlich und auch stark gegenüber dem Schwächeren. Gibt dieser dann irgendwann seine Hilflosigkeit oder seine Bedürftigkeit auf, dann haben wir fast schon ein Identitätsproblem.

Bei Müttern und Vätern ist dies die Phase im Leben, in der es an der Zeit ist, die Kinder vertrauensvoll dem Leben zu übergeben. Ein schmerzhafter, aber absolut notwendiger Prozess für alle Beteiligten.

In Mann-Frau-Beziehungen kann dies das Ende der Partnerschaft sein, da die unbewusst in die Beziehungen getragenen Wünsche nicht mehr befriedigt werden. Hier würde nur noch helfen, sich die eigenen Muster bewusst zu machen und sich gemeinsam eine neue Beziehungsstruktur zu erarbeiten.

Das Mitgefühl im Körper

Das gesunde Gefühl der Empathie sorgt dafür, dass wir uns dem anderen Menschen zuwenden. Wir schenken ihm unsere Aufmerksamkeit, unser Gehör und Platz in unseren Gedanken. Wir denken beispielsweise nicht darüber nach, was wir nachher noch alles einkaufen müssen, wenn uns ein geliebter Mensch von seinen Sorgen erzählt.

Körperlich neigen wir uns diesem Menschen zu, wir legen den Kopf etwas schräg und sind mit unseren Sinnen dabei. Unser Gehirn wird aufnahmebereit und versucht nun lösungsorientiert zu arbeiten. Wir möchten Hilfe geben, wir möchten denjenigen wieder lachen sehen. Gelingt uns dies und beim anderen stellt sich eine gewisse Entspannung ein, dann werden wir auch entspannt und die Fokussierung auf diesen Menschen weicht gedanklich wieder unseren alltäglichen Anliegen.

Diese Fokussierung auf den Menschen mit seiner jeweiligen Not ist als gesundes Gefühl also kein Dauerzustand. Weicht die verstärkte Anteilnahme nicht innerhalb einer gewissen Zeit den eigenen Interessen, dann entsteht im Körper Stress. Wir kreisen unaufhörlich gedanklich um diesen Menschen oder um das Problem und suchen nach Lösungen. Diese permanente gedankliche Höchstleistung erfordert von unserem Körper die Bereitstellung einer permanenten Wachheit (das übernimmt der Sympathikus), einer angespannten Muskulatur und einen erhöhten Bedarf an Hormonen, Botenstoffen und Proteinen.

Schaffen wir es nicht, uns von diesem Problem oder von diesem Menschen gedanklich für eine Zeit zu lösen, dann wird auf Dauer unser Immunsystem geschwächt. Es zehrt uns aus, wir schlafen schlecht, werden öfter krank oder bekommen schon bei kleineren Ursachen eine Erkältung.

Frauen sind hier aufgrund ihrer entwicklungsgeschichtlich anders gearteten Denkstruktur weitaus gefährdeter als Männer. Frauen mussten schon von Beginn an mehrschichtig denken. Während der Mann sich auf die Jagd konzentrierte, musste die Frau die Feuerstelle, die Kinder und lauernde Gefahren im Auge behalten. Auf die heutige Zeit bezogen nehmen von daher Frauen viel öfter ihre aktuellen Sorgen um ihre Liebsten auch mit auf die Arbeitsstelle oder mit in den Schlaf.

Während ein Mann eher die Schublade „Arbeit" oder „Schlaf" aufziehen, wieder schließen und alles andere draußen lassen kann, tun sich Frauen oft schwer damit und verzehren sich, wenn sie nicht aufpassen, schneller vor Sorge, übersteigertem Mitgefühl und kreisenden Gedanken.

Die Neuro-Psycho-Immunologie widmet sich derzeit verstärkt den Zusammenhängen zwischen Gehirn und Immunsystem. Auch die hartgesottensten Vertreter der Schulmedizin werden im Zuge dieser Forschungsergebnisse auf Dauer nicht mehr umhin kommen, den Zusammenhang zwischen Denken, Fühlen und unserer emotionalen und körperlichen Gesundheit endlich anzuerkennen und ihre Patienten zukünftig hoffentlich im ganzheitlichen Sinn und in all ihren Dimensionen als menschliche, fühlende Wesen behandeln.

Trauer

Es ist kein schönes Gefühl, traurig zu sein. Wir versuchen oft alles, um dieses Gefühl zu vermeiden. Es lähmt uns, wir können uns nicht mehr auf unser Tagesgeschehen konzentrieren, uns nicht mehr freuen, wissen oft nicht, wie es nun weitergehen soll. Meist versuchen wir uns irgendwie abzulenken, die Trauer gar nicht erst so tief werden zu lassen.

Doch Trauer ist ein absolut notwendiges Gefühl. Wir empfinden Trauer, wenn ein geliebter Mensch stirbt, wenn wir von unserem Liebespartner verlassen werden, wenn Unglücke auf der Welt geschehen. Die Trauer begleitet uns durch unser Leben wie jedes andere Gefühl auch.

Wenn wir Trauer empfinden, verbirgt sich darin immer auch gleichzeitig die Hoffnung auf einen Neuanfang. Ohne die Fähigkeit zu trauern, hätten wir auch nicht die Möglichkeit etwas abzuschließen und einen vertrauensvollen neuen Anfang zu wagen.

Wir würden unser Herz verschließen, um es so vermeintlich zu schützen, doch der Preis dafür wäre ein geschlossenes Herz, das nicht bereit ist, neu zu empfangen und zu geben.

Geweinte Tränen sind kostbar, sie bringen die Seele nach außen. Wer lässt sich nicht berühren vom Anblick eines trauernden, weinenden Menschen? Unsere Tränen machen uns menschlich, sie verbinden uns auch, im gemeinsamen Leid.

Vor einiger Zeit war ich am „National September 11 Memorial Plaza" in New York. Das unvorstellbare Leid, welches dieser Anschlag ausgelöst hat, wird die Menschen, die dieses Grauen miterlebt haben, noch ihr Leben lang begleiten und auch miteinander verbinden.

Gemeinsam ist Leid besser zu tragen. Wir können uns in den Arm nehmen, uns gegenseitig trösten und Verständnis füreinander empfinden. Leid und Trauer lässt unsere Masken fallen, es ist nicht mehr wichtig, ob wir der Boss oder die Putzhilfe sind, wir sind Menschen.

Einsames Leid ist schlimm. Tränen, die keiner sieht, die keiner trocknet, die niemanden interessieren. Zum Glück schenkt uns das Leben die Hoffnung. Oftmals wenn wir es am wenigsten erwarten, geschieht etwas, das uns wieder lächeln lässt, das uns die Aussicht gibt, auch aus dieser Trauer wieder herauszufinden.

Wir können neu anfangen, mit kleinen Schritten, zaghaft und vielleicht noch etwas wackelig, doch wir leben noch und ehren das Geschenk des Lebens, indem wir erneut versuchen, tapfer unseren Weg zu gehen.

Wir haben das Leid gefühlt, es hat uns erschüttert, wir haben es beweint, wir können versuchen, es langsam hinter uns zu lassen, langsam und auf unsere eigene Weise. So ist uns die Möglichkeit des Neuanfangs gegeben.

Was ist, wenn ein Mensch nicht trauern kann? Nie Tränen weint, nie den tiefen Schmerz zulässt?

Zutiefst menschliche Gefühle zu unterdrücken ist immer problematisch. Wann und wie ein Mensch trauert, ist zwar immer sehr individuell, doch aufkommende Trauer immer wieder wegzudrücken ist langfristig nicht gesund.

Ungeweinte Tränen sieht man einem Menschen an. Die Augen, das Tor zur Seele, werden trüb und oftmals unruhig, rastlos, als wollten sie flüchten vor dem Blick nach innen. Der Brustkorb wirkt verhärtet, oft wie gepanzert, die Schultern verschlossen und verspannt. Der ganze Mensch wirkt, als wolle er vor etwas davonlaufen.

Wir können keinem Gefühl davonlaufen. Früher oder später holt es uns ein. Vielleicht nicht als gelebtes Gefühl, wenn der Unterdrückungsmechanismus gut funktioniert, aber irgendwann ganz sicher als körperliche Erkrankung.

Das Gefühl der Trauer im Körper
Wenn wir traurig werden, senken wir den Kopf und unseren Blick, runden unseren Rücken, um den Brustkorb nach hinten zu bringen, und setzen uns hin.

Bei schwerem Schock durch eine erschütternde Nachricht legen wir die Hände auf unser Gesicht, unseren Mund oder auf unseren Brustkorb, unsere Beine versagen und wir bekommen nur noch sehr schwer Luft.

Findet die Trauer in Tränen ihren Ausdruck, dann erschüttert dies oft den ganzen Körper. Wir werden geschüttelt, können nicht mehr richtig atmen und nicht mehr richtig sprechen. Es erschöpft uns körperlich. Trauerarbeit ist auch körperlich Schwerstarbeit.

Oftmals fühlen wir uns auch nicht unbedingt besser nach dem Weinen, eher erschöpft und ausgelaugt, doch langfristig gesehen hilft uns das Weinen, uns von Schmerz besser lösen zu können, indem wir ihn aktiv verarbeiten.

Unterdrückt ein Mensch hingegen stets seine aufkommende Trauer, dann spürt er sie vielleicht irgendwann gar nicht mehr. Doch der Körper vergisst sie nicht. Die Atmung verändert sich. Sie rutscht weiter nach oben in den Brustkorb, wird flach, ähnlich wie bei anderen unterdrückten Gefühlen, und die Stimme wird dünn und leise.

Eine tiefe und ruhige Atmung in den Bauch ermöglicht uns durch die entstehende Entspannung auch den tiefen Kontakt zu unseren Gefühlen, sie werden nicht mehr durch Verspannung im Körper zurückgehalten und können dadurch besser zugelassen werden.

Eine flache, verkürzte Atmung verlangt dem Körper einiges ab: Bei der natürlichen Einatmung hebt sich der Brustkorb und das Zwerchfell wird nach unten gedrückt, um das Lungenvolumen zu vergrößern. Bei einer flachen Atmung ist auch die Zwerchfellbewegung nach unten und oben stark reduziert. Der Mensch „traut" sich nicht zu atmen. Das Lungenvolumen minimiert sich dadurch. Der Mensch muss öfter ein- und ausatmen, um die optimale Sauerstoffversorgung des Blutes weiterhin zu gewährleisten. Dies belastet unser gesamtes Organsystem. Asthma, Bronchitis und andere Lungenerkrankungen haben dort oft ihren Ursprung.

Bei einem Menschen, der seine Trauer lange unterdrückt hat, kann in einem unvorhergesehenen, seltenen Moment der tiefen Entspannung oftmals etwas Seltsames geschehen: ohne einen nachvollziehbaren äußeren Grund öffnen sich plötzlich die Tränenschleusen und dieser Mensch fängt beispielsweise bei einem anrührenden Kinofilm bitterlich zu weinen an. Unser Körper sucht sich immer einen Weg.

Bewusstmachen von Gefühlen

Selten aber existiert nur ein einziges Gefühl in uns. In manchen Lebenssituationen empfinden wir alles gleichzeitig und wissen nicht, ob wir lachen oder weinen sollen, ob gerade Angst oder Wut uns antreibt, ob es Trauer oder Angst ist, die uns lähmt.

Manchmal aber fühlen wir auch gar nichts mehr – dann, wenn wir alles verdrängen müssen, weil der Schmerz zu groß ist. In diesen Fällen ist es oft ein weiter Weg, sich wieder seinen Gefühlen an zu nähern. Doch es lohnt sich immer. Über unsere Gefühle verbinden wir uns mit uns selbst und mit anderen Menschen.

Voraussetzung für gesund gelebte Emotionen ist das Bewusstwerden. Es ist entscheidend, ob wir einen guten Zugang und ein gutes Gespür für unsere Gefühle haben. Aufmerksamkeit, Selbstbeobachtung, Meditation und kritische Analyse unserer Reaktionen können hierfür sehr hilfreich sein.

So können wir beispielsweise bei dem Gefühl der Wut im Anflug schon entscheiden, ob wir uns nun tief darauf einlassen, oder den Ursprung eventuell als nichtig einstufen (z.B. Rote-Ampel-Welle in der Stadt).

Aus der Fähigkeit der Gefühlswahrnehmung, deren Steuerung und Verarbeitung, entsteht emotionale Intelligenz und emotionale Gesundheit.

Gefühle aus Sicht der TCM

Die Fünf-Elemente-Lehre aus der Traditionellen Chinesischen Medizin bietet uns ebenfalls eine Einordnungsmöglichkeit für unsere Gefühle. Dabei sind, wie im 3. Kapitel auf Seite 43 schon beschrieben, die Grundgefühle verschiedenen Organen zugeschrieben. Die Aufgabe zur Erlangung von Balance und ausgeglichener Lebensqualität besteht darin, das rechte Maß zu finden.

Das übermäßige Gefühl der Angst lässt keine gesunde Wutkraft, Abgrenzungsmöglichkeit und Kreativität in uns entstehen und schwächt unsere Nieren.

Das übermäßige Gefühl der Wut lässt in uns keine wirkliche Freude aufkommen und schwächt unsere Leber.

Das übermäßige Gefühl der Freude, der permanenten Ausgelassenheit, lässt kein echtes Mitgefühl in uns entstehen und schwächt unser Herz.

Das übermäßige Gefühl des Mitgefühls, der Sorge, lässt kein vertrauensvolles Loslassen zu und schwächt unsere Milz und unsere Abwehrkräfte.

Das übermäßige Gefühl der Trauer (Loslösungsprozess) raubt uns unser Urvertrauen in das Leben und unsere Fähigkeit mutig einen Neuanfang zu wagen und schwächt unsere Lunge.

Auch nicht gelebte Gefühle schwächen somit nicht nur das betreffende Organ selbst, sondern auch die nachfolgenden.

So kann sich beispielsweise bei unterdrückter Wut die Leberkraft nicht entfalten. Ist diese an ihrer Entfaltung gehindert, kann sich unser Herz nicht freuen. Ist unsere Herzenergie dadurch geschwächt, kommen wir nicht in einen ausgeglichenen Zustand, sind sehr voller Sorge und hegen uns mit kreisenden Gedanken und schwächen dadurch unsere Milz. Unterdrücken wir unsere Trauer, können wir nicht loslassen und nicht Abschied nehmen und schwächen dadurch unsere Lunge und unsere Fähigkeit zu regenerieren, unsere Nieren.

Insofern geht es immer um einen Zustand der Ausgeglichenheit zwischen zwei Extremen: Dem Zuviel und dem Zuwenig.

Ein Balanceakt, der oftmals gerade im Gefühlsbereich gar nicht so einfach zu bewerkstelligen ist.

Unser vegetatives Nervensystem arbeitet übrigens genau nach diesem Prinzip. Es reguliert den Wach- und Schlafrhythmus unserer Organe und durch das feine Zusammenspiel von Sympathikus und

Parasympathikus finden so unsere Organe immer wieder Zeiten der Ruhe und Erholung und Zeiten, in welchen sie aktiv sind. Es ist das perfekte System von Yin und Yang in unserem Körper in Abhängigkeit von der uns umgebenden Natur.

Körpersprache und Gefühlsmomente

Jedes Gefühl drücken wir mit Hilfe von Körperbewegungen aus: mit unserer Mimik, unseren Luftsprüngen, unserer eingesunkenen Kopf- und Brusthaltung, mit unserer Atmung, mit unseren geöffneten oder zu Fäusten geballten Händen, mit nach innen oder nach außen gedrehten Füßen, mit zurückgezogenen oder nach vorne gewölbten Schultern.

Der Mensch ist ein wundersames Gesamtpaket. Nichts lässt sich voneinander trennen oder nur einzeln betrachten.

Instinktiv können wir die Körpersprache eines anderen Menschen lesen. Wir sehen sofort, ob ein Mensch glücklich oder traurig ist, offen oder gehemmt, uns innerlich zugewandt oder abgewandt, aggressiv oder friedlich.

Was ein Mensch im Inneren fühlt, das trägt er über seinen Körper nach außen. Das kann manchmal sehr demonstrativ zur Schau gestellt sein, oder aber auch sehr still. Wahrnehmen können wir es immer. Im Bruchteil einer Sekunde haben wir uns ein Bild von einem uns unbekannten Menschen gemacht. Wir entscheiden innerlich, oft unbewusst, sofort, ob wir diesen Menschen sympathisch finden oder nicht, ob er uns gut tut oder nicht. Leider verwirft unser Intellekt diesen ersten Eindruck oft wieder. Sollten wir mit diesem Menschen dann wider besseres Bauchgefühl dann doch in eine nähere Beziehung treten, stellen wir oftmals viel später fest, dass unser erster Eindruck doch der richtige war und wir besser damals auf unsere anfängliche Wahrnehmung vertraut hätten. In Bewerbungsgesprächen beispielsweise entscheidet der potentielle Arbeitgeber in den ersten Sekunden der Begegnung schon, ob er dem Anwärter eine Chance einräumt oder nicht. Unser Körper lügt nie.

Körperhaltung und Mimik bringen den Gefühlsmoment nach außen, sie gestalten sich aber auch langfristig an unterdrückten oder übersteigerten Gefühlen.

Körperhaltung als Schutzmechanismus

Ein Mensch, der in Angst aufwachsen musste, hat beispielsweise gelernt, seinen Kopf einzuziehen, das verletzliche Ich-Zentrum seines

Brustkorbes zu schützen, immer in Hab-Acht-Stellung zu sein. Verbunden mit unterdrückter oder uneingestandener Angst sind oft Wut und Trauer, der Schmerz.

Instinktiv fühlen Kinder schon die Ungerechtigkeit und Demütigung hinter aktiven Gewalthandlungen oder destruktiven Aussagen ihrer Eltern ihnen oder anderen gegenüber. Kinder spüren die unterdrückten Gefühle ihrer Eltern oder anderer nahen Menschen in ihrem Umfeld und sind oft ungewollt die Leidtragenden davon.

Kinder tragen noch keine Maske. Sie können sich nicht schützen, sie kommen vertrauensvoll in diese Welt. Werden sie permanent zynischen Bemerkungen, lautstarken Wutäußerungen oder auch übertriebener Fürsorglichkeit ausgesetzt, verlieren sie mit der Zeit ihr angeborenes feines Gespür für ihre eigenen Gefühle.

Genügt es dem Kind am Anfang vielleicht noch, sich die Ohren zuzuhalten oder davonzurennen, ist Schutz auf Dauer für dieses Kind in einer solchen Familiensituation nur noch durch Anpassung zu erreichen.

Anpassung in Form eines Schutzmechanismus, der Gefühle überstrapaziert oder wegdrückt. Zum Beispiel das Vorzeigekind, ganz brav und lieb, das niemals wütend oder aufbrausend ist. Oder auch das trotzige, zornige, laute Kind, das durch diese übertriebenen Verhaltensweisen wenigstens ein bisschen verdiente Aufmerksamkeit bekommt, wenn auch nicht so, wie es das eigentlich bräuchte – aber besser als nichts.

So können Kinder schon gelernt haben, neben der Angst auch Wut und Schmerz zu unterdrücken oder überzustrapazieren. Die körperliche Anspannung, die hieraus entsteht, formt in diesem Fall muskulär schon sehr früh die Körperhaltung, die Art sich zu bewegen und die Form der Wirbelsäule. Oft sind die Hände dann geschlossen, Richtung Faust verkrampft und lassen sich später nur noch schwer öffnen. Als Dauerzustand verkürzt hier die Fingermuskulatur, eine offene, vertrauensvolle Handhaltung fällt schwer und ist mit Anstrengung verbunden.

Beispiele für emotional bedingte Schutz- und Schonhaltungen

Im fünften Kapitel haben Sie bereits gesehen, dass Fehlhaltungen oft das Ergebnis äußerer Faktoren sind wie beispielsweise von zu langem Sitzen am Computer. Nun möchte ich Ihnen an einigen Beispielen zeigen, wie auch unsere gefühlsmäßige Antwort auf Lebensumstände unsere Körperhaltung und unsere Ausstrahlung dauerhaft verändern kann.

Wenn Gefühle keinen Ausdruck bekommen

Formen von unterdrückter Angst, Wut und Schmerz lassen den Menschen seine natürlich aufrechte Haltung und seinen ruhigen Blick verlieren. An der Wirbelsäule finden wir dann oft eine Hyperkyphose der Brustwirbelsäule und eine Blockierung in der Halswirbelsäule bei gleichzeitiger Hyperlordose.

Der ganze Körper drückt eine Ohnmacht im Handeln aus.

Oftmals sind Menschen, die derart vitale Gefühle unterdrücken, sogar mit Übergewicht oder Untergewicht belastet. Das verstärkte Essen oder Nicht-Essen erlaubt ihnen einen gewissen Schutz in Form von Kontrolle über den eigenen Körper: einen Schutzpanzer oder den ebenso scheinbaren Schutz durch die lebensgefährliche Höchstdisziplin und Abgeklärtheit der Magersucht.

Haben wir beispielsweise als Kinder immer gehört: Das schaffst du nie, du bist ein Versager, was hast du denn jetzt schon wieder gemacht, wie soll das bloß mit dir weitergehen … und ähnlich destruktive Aussagen, dann entwickeln wir sicherlich kein gesundes Selbstwertgefühl.

In jeder noch so kleinen Herausforderung steckt für uns dann später die Gewissheit des letztendlichen Versagens. Wir haben Angst, trauen uns nichts zu, lernen nicht, das Leben in seinen Höhen und Tiefen zu genießen, und verurteilen uns sogar noch selbst dafür.

Eltern sollten sich über die Wucht und Wirkung solcher oftmals beiläufig dahin gesagten Sätze sehr im Klaren sein, denn Kinder zu emotional gesunden Menschen heranzuziehen ist die verantwortungsvollste und wertvollste Aufgabe, die es gibt, für den Menschen selbst und für die Gesellschaft, in der wir leben.

Übersteigerte und uneingestandene Angst lässt unsere Muskulatur verspannen. Die innere Angespanntheit der Hab-Acht-Stellung zieht die Muskulatur der Schultern, der Halswirbelsäule und des Rückens zusammen.

Bei **übersteigerter Angst** erfolgt daraus die leicht gekrümmte Körperhaltung nach vorne und innen mit dauerhaft hochgezogenen Schultern.

Bei **uneingestandener Angst** verkehrt sich die Körperhaltung ins Gegenteil. Der Brustkorb wird stolz nach außen präsentiert, das Kinn etwas höher getragen, die Schultern zurückgezogen. Instinktiv fühlt dieser Mensch aber selbst die große Unsicherheit hinter dieser Maskierung und trägt das auch in seiner Ausstrahlung unbewusst nach außen. In dieser Haltung werden die Beine schwach, wie wir im vierten Kapitel zur gesunden Körperstatik schon gesehen haben, und der Mensch verliert auch im übertragenen Sinne seine Bodenhaftung und Erdung.

Diese Körperhaltung ist ebenfalls eine unbewusst erlernte Strategie, um mit Ängsten zurechtzukommen, und sie ist sehr weit verbreitet. Menschen, die diese Strategie nutzen, haben früh gelernt, sich innerlich zu sagen: Ihr werdet schon sehen, ich lasse mich nicht klein kriegen! Sie führen einen ständigen Kampf mit sich selbst, müssen sich und anderen ständig etwas beweisen und kommen dadurch innerlich nicht zur Ruhe.

Körperhaltung bei Mutlosigkeit und Ohnmachtsgefühlen

Körperhaltung, um Ängste zu überspielen und sich stark zu zeigen

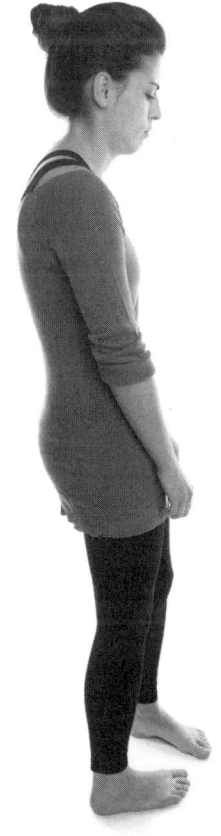
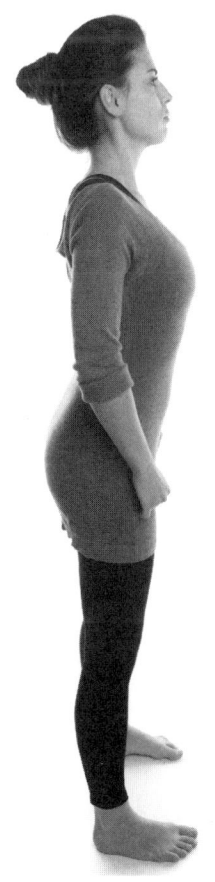

Vollständige Verdrängung von Gefühlen

Eine gefährliche Art der Bewältigungsstrategie ist das vollständige Verdrängen von Gefühlen bei gleichzeitiger geschickter Maskierung nach außen. Dies ist nicht so häufig zu beobachten.

Ein solcher Mensch weiß meist genau um seinen Gefühlsmangel, um sein verschlossenes Herz und um seine Unfähigkeit zu trauern oder mitzufühlen oder zu lieben. Er weiß um seine große Angst und auch um die Wut, die ihn begleiten und die in unvorhergesehenen Momenten plötzlich wie ein Vulkan ausbrechen können.

Aber ebenso gut weiß er, wie er es geschickt so aussehen lassen kann, dass niemand oder nur wenige Menschen diesen Gefühlsmangel bemerken oder ihn durchschauen.

Gefährlich ist diese Form der Bewältigung aber für den Menschen selbst, da er sicher irgendwann gesundheitliche Alarmsignale bekommt, in Form von Bluthochdruck, Wirbelsäulenproblemen wie etwa Bandscheibenvorfällen oder Bronchial- und Lebererkrankungen. Der Körper findet immer eine Ausdrucksmöglichkeit.

Besonders riskant ist diese Maskierung aber auch für die ihm nahe stehende Menschen in seinem Umfeld, welche sich vielleicht irgendwann getäuscht, benutzt und verraten fühlen mögen.

Es ist nicht leicht, einen solchen Menschen zu erkennen, der vielleicht sogar das Handwerk der Körpersprache versteht. Doch was er nicht verbergen kann, ist sein verhärtet und unbeweglich wirkender Herzbereich am Brustkorb und seine Augen, die zwar durchaus in der Lage sind, ruhig zu wirken, doch die Seele nicht durchscheinen lassen.

Oft sind für einen Menschen mit dieser Strategie Schmerz und Wut und Trauer so groß, dass er sich nicht daranwagt, diese Gefühle zu leben und ihnen angemessenen Ausdruck zu verleihen. So wählt er, außer einem gelegentlichen Wutausbruch überhaupt keinem Gefühl mehr Raum zu geben. Wenn ich nicht liebe, mich nicht öffne, dann werde ich auch nicht verletzt. In einem solchen Fall kann eine bedächtige und liebevolle Traumatherapie in Kombination mit einfühlsamer Körperarbeit ein möglicher Zugang zur Erlösung verdrängter Gefühle sein.

Außenwirkung emotionaler Unterdrückungsmechanismen

Viele Menschen gehen nur noch mit ihren beiden Beinen. Sie bewegen das Becken nicht mit. Somit wird die Bewegung des Gehens nicht mehr von den Beinen auf den Rumpf übertragen. Im gesunden Gehen beginnt die Gehbewegung im Unterbauch und das Gehen wird leicht und mühelos. Bei starker Unterdrückung emotionaler Zustände ist das aber nicht länger möglich. Der Psoas-Muskel ist schwach und das Becken kann nicht gut rotieren. Die Gehbewegung beginnt dann in den Beinen und kann nicht weitergeleitet werden, wodurch die Wirbelsäule sich nicht rhythmisch mitbewegt und auch die Arme nicht natürlich mitschwingen können. Die Verkrampfung im Schultergürtel tut ihr Übriges, die Arme in ihrer fast schon unbeweglichen Position zu halten.

Der ganze Körper wirkt starr und auch etwas hilf- und wehrlos, was Menschen mit dieser – oft unbewussten – Bewältigungsstrategie leichter angreifbar macht. Potentielle Täter sprechen auf einen sol-

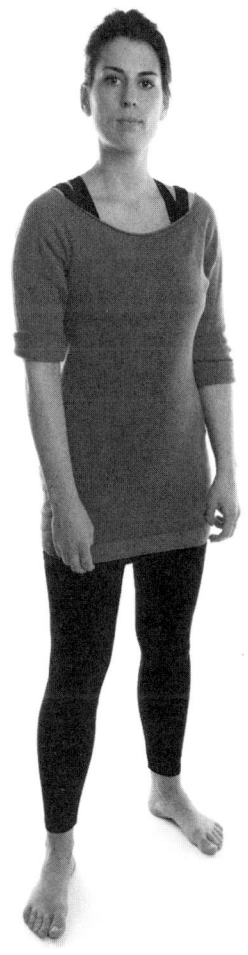

Körperhaltung der vermeintlichen Stärke durch Verdrängung von Gefühlen

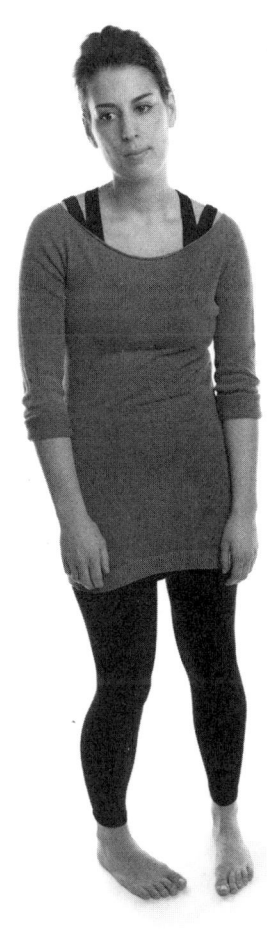

Körperhaltung der Zurückhaltung, Angst und Starre

chen „Opfertypus" besonders an. Und wenn es sich „nur" um einen Taschendiebstahl handelt, mittlerweile ist erwiesen, dass Menschen, die in gebückter Haltung und bei gleichzeitiger Unbeweglichkeit der Arme mit nach unten geneigten Kopf gehen, weitaus gefährdeter sind, überfallen zu werden als Menschen, die ihren Blick geradeaus richten und ihren Körper natürlich schwungvoll bewegen.

Der Täter ahnt instinktiv, dass er es leichter haben wird, einem angsterfüllten Menschen die Tasche abzunehmen als einem Menschen, der aussieht, als würde er auf Ungerechtigkeit prompt mit dem gesunden Gefühl der Wut reagieren.

Erlernte Hilflosigkeit als unbewusste Unterdrückungsstrategie von Angst und Wut drückt sich oftmals schon bei jungen Frauen durch die

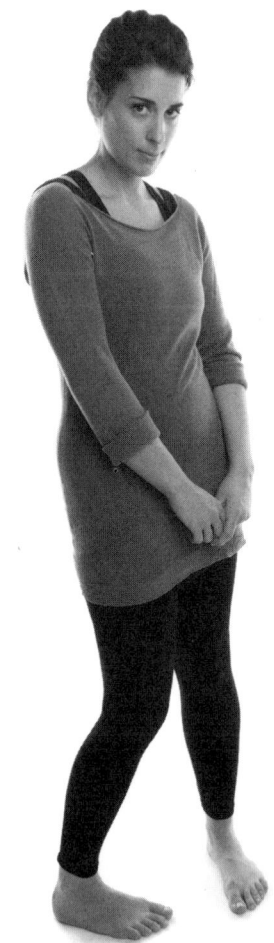

Körperhaltung, die Hilflosigkeit ausdrückt

Innendrehung der Füße aus. Dadurch, dass die Füße mit den Zehen nicht nach vorne, sondern mehr oder weniger zueinander zeigen, kippen die Füße auf ihre Innenseiten, die Knie drehen sich dadurch leicht nach innen, zeigen nicht mehr nach vorne und werden durchgedrückt, die Lendenwirbelsäule gerät ins Hohlkreuz. Die Ausstrahlung eines Menschen verrät auf diese Art Hilflosigkeit. Unbewusst mag sich der in dieser Haltung stehende Mensch die Erlösung seiner Gefühle durch außenstehende Personen in Form von Zuwendung erhoffen.

Gerade die Werbung nutzt diese Körperhaltung gerne aus, um Beschützerinstinkte in uns zu wecken Hilflosigkeit kann aber auch wütend machen, da wir unsere eigene Hilflosigkeit und unterdrückte Wut in ihr erkennen. Keine emotional gesunde und selbstbewusste Frau würde so gehen oder stehen – täte sie es, würde sie sich nach kurzer Zeit hilflos fühlen.

Gefühle als Lebensspuren im Gesicht

Es gibt den schönen Spruch: Ab 40 können wir etwas für unser Gesicht.

Die Mimik, welche sich durch die in den vorangehenden Abschnitten beispielhaft aufgeführten Formen nicht gelebter Gefühle zeigt, ist spätestens ab der Lebensmitte kaum noch zu vertuschen: verkniffene Lippen; angstvoll umherschweifende Augen; traurige, herabhängende Mundwinkel; eine sorgen- oder zornerfüllte Stirn.

Statt nach der richtigen Kosmetik zu suchen oder sich gar unters Messer zu legen, könnte man sich auch Gedanken machen, was gefühlsmäßig noch aufzuarbeiten ist, wie wir etwas in unserem Leben verändern können und wie wir lernen, unsere wahren Gefühle wieder zu spüren. Wir könnten wieder lernen, herzhaft zu lachen, zu weinen, auch einmal Wut zu empfinden oder etwas milder zu sein.

Gelebtes Leben zeigt sich im Alter immer an einem mehr oder weniger zerfurchten Gesicht. Doch nicht gelebtes Leben auch.

Machen Sie sich bewusst: Wir könnten auch Lachfältchen haben, aufmerksame Querfurchen an der Stirn, helle und wache Augen. Die Lebensspuren im Gesicht lassen sich auch als Hinweis lesen auf bestehende Erkrankungen oder Defizite im Körper – so spielt alles in unserem Körper stets zusammen.

Als erwachsene Menschen haben wir die Wahl und können etwas für uns tun, es ist nie zu spät.

Wie wir gehen, sitzen und stehen, zeigt, wer wir sind, es bildet zusammen mit unserer Mimik unsere Ausstrahlung. Verändern wir grundsätzlich unsere Körperhaltung, können wir auch die zugrunde liegenden Muster und dadurch unsere Ausstrahlung und unsere gesundheitliche Konstitution mit der Zeit positiv verändern.

Für das, was uns geprägt hat, können wir oft nichts, schon gar nicht, wenn wir beispielsweise als Kinder viel Leid ertragen mussten. Doch wir können heute dafür sorgen, dass es uns besser geht, dass wir körperlich und gefühlsmäßig wieder in unsere Mitte kommen, dass wir wieder gesund werden und ein erfülltes Leben und fruchtbare Beziehungen führen können.

Während meines sechsjährigen Aufenthaltes in Asien fiel mir auf, dass vergleichsweise wenige Asiaten auffällige Fehlhaltungen aufweisen. Dadurch zu Überlegungen und Recherchen animiert, wurde mir bewusst, dass die Menschen zum Beispiel auf den Philippinen stärkeren Rückhalt in ihren Familien haben und auch andere Verhaltensregeln im Umgang miteinander. Einer für alle und alle für einen, könnte man angesichts der Tatsache sagen, dass derjenige, der in einer Großfamilie das Geld verdient, selbstverständlich die anderen mitträgt. Das ist ganz normal und darüber klagt auch keiner. Dafür bekommt der Verdiener dann von den anderen Familienmitgliedern Entlastung in seinem Alltag.

Im Umgang miteinander legt man sehr großen Wert darauf, dass das Gegenüber sein „Gesicht nicht verliert". Das heißt, es ist verpönt, eine gewaltvolle Aussprache zu benutzen oder jemanden vor anderen Menschen bloßzustellen. Solches Verhalten wird dort regelrecht geächtet, und dies dient dem friedlichen Zusammenleben auf oftmals sehr engem Raum.

Differenzen werden oft mit Hilfe eines Mittelsmannes bereinigt, damit zwei sich streitende Menschen nicht emotionsgeladen aufeinandertreffen und so vielleicht nicht mehr die passenden Worte für eine friedliche Lösung finden.

Das heißt jedoch nicht, dass Emotionen unterdrückt werden. Sie werden gefühlt und auf einem, wie ich meine, gesünderem Wege gelebt, als es bei uns oft üblich ist, Sie werden friedlich „an den Mann" gebracht und somit erlöst.

PRAXISTEIL

Kapitel 7

Haltungsanalyse und Haltungskorrektur
– nach Marie Hock-Westhoff –

In den vorangegangenen Kapiteln haben wir gesehen, dass menschliche Körperhaltung die Summe vieler Einzelteile ist. In der herkömmlichen Medizin werden diese Teile tatsächlich einzeln und gesondert betrachtet und behandelt. Die Physis, die Psyche und die Organe eines Menschen sind beispielsweise Teilbereiche, welche sich jeweils für sich noch einmal weiter bis in das kleinste Detail separat betrachten lassen. Je genauer jedoch der Blick durch die Lupe, desto mehr verschwindet das Ganze aus dem Blickfeld. Die Gesundwerdung eines Menschen vollzieht sich aber nicht im Einzelnen, sondern im Ganzen.

So plädiere ich immer wieder dafür, den ganzen Körper, die Geisteshaltung und die Gefühle im Bezug auf äußere Umstände in einen Heilungsprozess miteinzubeziehen. Die Praxis des Tai Chi Chuan kann dieses nachweislich leisten, doch selbst mit den von mir in diesem Praxisteil vorgestellten einfachen Übungen können Sie schon sehr viel für Ihre ganzheitliche Gesundheit tun.

In diesem Praxisteil stelle ich mein Übungsprogramm für alle Menschen vor, die sich von Fehlhaltungen und Rückenschmerzen verabschieden und aktiv etwas für ihre ganzheitliche Haltungsgesundheit tun wollen. Die Übungen sind unabhängig von Vorkenntnissen in Tai Chi Chuan oder Qi Gong für jeden durchführbar.

Ich stelle die Übungen in einer Abfolge vor, die aufeinander aufbaut. An erster Stelle stehen die Sensibilisierung und bewusste Einübung von Bewegungsabläufen im Alltag: Stehen, Sitzen, Gehen.

Darauf folgen spezielle Übungen zur Korrektur verschiedener typischer Fehlhaltungen. Diese Übungen basieren auf Bewegungsabläufen aus dem Tai Chi Chuan, lassen sich anhand der Beschreibungen aber auch ohne Vorkenntnis leicht durchführen.

Diese Abfolge entspricht meiner Herangehensweise bei individuellen Haltungsanalysen in meinem Institut, in der Naturheilpraxis Matthias Eisert und bei den Korrekturen für Übende in der Gruppe.

Für Menschen, die bereits Tai Chi Chuan oder ähnliche Übungsformen praktizieren, erläutere ich im letzten Kapitel ab Seite 149 vertiefend die physisch-energetischen Aspekte der Körperstatik.

An meinem Institut für Haltungsgesundheit, Tai Chi Chuan und Qi Gong in Aschaffenburg biete ich individuelle Haltungsanalysen und Haltungskorrekturen in Einzelsitzungen an. Ich gebe dieses Wissen gern auch an andere Tai Chi Chuan-Lehrende weiter, entsprechende Fortbildungen als Wochenendseminare sind an meinem Institut in Aschaffenburg in Planung.

In Planung ist auch, eine separate Ausbildung anzubieten, die sich nur auf die ganzheitliche Haltungsgesundheit, die Haltungsanalyse und die Haltungskorrektur bezieht, ohne Tai Chi Chuan. Dies kann als Zusatzausbildung für Körpertherapeuten aller Art sehr gewinnbringend sein. Entsprechende Entwicklungen gebe ich auf meiner Webseite bekannt, die Kontaktdaten finden Sie hinten im Buch.

Anleitung zum Üben im Alltag

Beginnen möchte ich mit einigen Bewusstwerdungs-Übungen für den Alltag. Auch wenn die Ausübung einer bestimmten Methode keinen Platz in Ihrem täglichen Tagesablauf hat, sogar ohne spezifisches „Üben" können Sie bei Ihren ganz normalen Tätigkeiten etwas für sich und Ihre Haltung tun.

Das Stehen – verschiedene Varianten

Wann stehen wir eigentlich? Genau betrachtet gar nicht so oft. Wir sitzen, oder gehen oder laufen, doch stehen?

Vielleicht einmal an der Bushaltestelle oder im Bus oder Zug. Eventuell auch in der Kirche zur Messe oder bei einem Vortrag oder Konzert. Wir stehen in der Küche, beim Kartoffelschälen, oder auf einer Leiter beim Fensterputzen. Wir stehen, wenn wir auf jemanden warten. Doch wirklich still stehen wir nie sehr lange.

Wenn wir einmal wirklich länger stehen müssen, so bereitet uns dies oft Probleme und wir verändern dauernd unsere Haltung. Wir wechseln von einem Bein auf das andere, beugen uns einmal vor und zurück, um den Rücken zu entlasten, und finden das Stehen gar nicht gemütlich. Es fällt uns schwer.

Je schwerer uns das Stehen fällt, desto deutlicher ist dies ein Hinweis darauf, dass unser Körper eine Vielzahl an Blockierungen aufweist. Ein Körper, in dem das Gewicht wie im 3. Kapitel auf Seite 52 beschrieben blockierungsfrei nach unten auf die Füße rutschen kann, steht gern und lange, ohne Probleme. So wäre es eigentlich normal – die Evolution hat uns aufgerichtet, damit wir problemlos aufrecht stehen können.

Gesundes Stehen auf zwei Beinen

Ein gesundes, blockierungsfreies, stabiles und entspanntes Stehen wird dadurch möglich, dass wir zunächst achtsam zu unseren **Füßen** spüren.

Fühlen Sie Ihr Körpergewicht auf allen **neun Punkten** beider Füße gleichmäßig verteilt? Auf den fünf Zehen, den Ballen innen und außen, der Unterseite der Außenkante und der Ferse?

Spüren wir das Gewicht mehr auf den Zehen, dann sind wir zu weit nach vorne gebeugt. Spüren wir unser Gewicht mehr auf der Ferse, dann neigt sich unser Körper zu weit nach hinten. Spüren wir das

Körpergewicht mehr auf der Innenseite der Füße, so sind die Beine nach innen gedreht, die Knie durchgedrückt und die Lendenwirbelsäule ist im Hohlkreuz.

Wenn wir lernen, dies zu beachten, können wir alleine über eine veränderte Fußstellung schon sehr viel im Körper bewirken. Durch eine gute Fußstellung werden die Fuß- und **Kniegelenke** stabilisiert und die Beinknochen in eine gute Hüftstellung gebracht.

Wenn Sie nun zu Ihrer **Hüfte** spüren, sollten Sie darauf achten, diese muskulär an den Seiten beinabwärts etwas zu „befestigen". Es fühlt sich an, als würde sich ein stabiles Muskelband von der Hüfte abwärts nach unten zu den Füßen ziehen.

Gesundes Stehen auf zwei Beinen

Könnte etwas leichter sein als das? Tatsächlich aber können wir unserem Rücken gar nicht genug Aufmerksamkeit zukommen lassen. Es tut nicht nur der Wirbelsäule, sondern unserem gesamten Körper von Kopf bis Fuß gut, auf richtiges Stehen zu achten. Denn das richtige Stehen im Alltag vermag Wirbelsäule, Hüfte und Knie enorm zu entlasten. Wie Sie Ihrem Rücken schon im Alltäglichen Gutes zukommen lassen können und worauf Sie dabei achten können, erfahren Sie in diesem Kapitel.

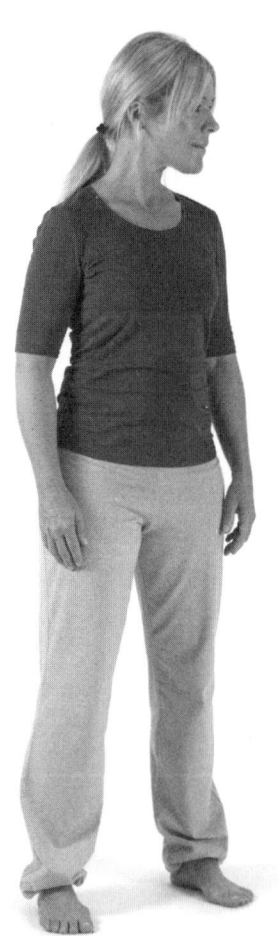

Dieser leichte Zug richtet auch das **Becken** etwas auf. Dadurch werden Bauch- und Lendenmuskulatur gestärkt, was wiederum direkten Einfluss auf die **Wirbelsäulenhaltung** hat.

Geben wir nun eine leichte Ziehbewegung von unten nach oben auf unsere Wirbelsäule, so streckt sich auch die Halswirbelsäule und die **Schultern** und der **Brustkorb** können entspannt hängen bleiben. Unser **Hinterkopf** fühlt sich an, als würde er von oben gehalten, und unser **Kinn** kommt leicht nach unten.

So aufgerichtet können wir lange stehen: Wir können einen Vortrag halten oder stundenlang in der Schule vor Schülern stehen, es fällt uns nicht mehr schwer. Wir fühlen in dieser Haltung, dass unser Schwer-

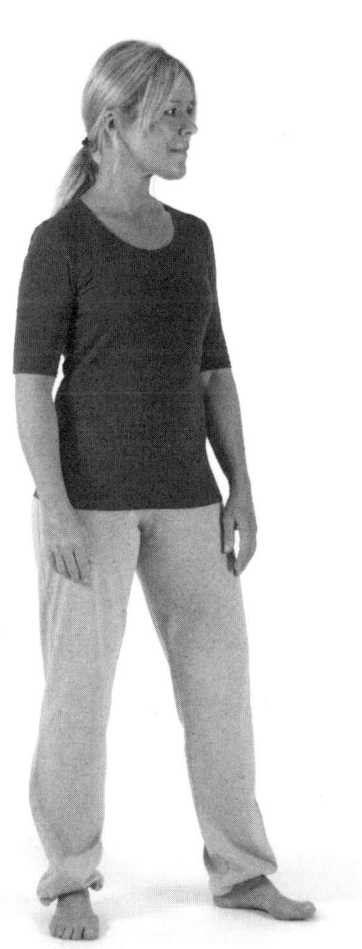

Gesundes Stehen auf einem Bein

Auch wenn wir nur auf einem Bein stehen, wie wir das häufig tun, können wir dabei eine Haltung einnehmen, die Wirbelsäule, Hüfte und Knie so wenig wie möglich belastet. Sind im Körper Blockierungen, dann fällt uns langes Stehen oftmals schwer, es fängt an zu schmerzen und wir beginnen unser Gewicht wechselwiese von einem auf das andere Bein zu verlagern. Es ist aber auch möglich, stabil und gesund auf einem Bein zu stehen. Das ist nicht schwer und Sie erfahren hier wie Sie eine schmerzfreie Position mit Gewichtung auf nur einem Bein einnehmen können.

punkt im Unterbauch ruht und wir sehr gut und frei atmen können. Wir kommen innerlich zur Ruhe, in unserem ganz normalen Alltag.

Sicher stehen wir nicht die ganze Zeit still, doch sobald wir beide Füße am Boden haben, sollten wir immer auf diese neun Punkte achten. Dies ist ein wesentlicher Schlüssel zum korrekten Aufbau der gesunden Körperstatik.

Auch in diesem guten Stehen – das übrigens sehr präsent und gleichzeitig entspannt auf unser Gegenüber wirkt, eine gute Mischung für eine gute Ausstrahlung – wechseln wir immer mal wieder von einem Bein auf das andere, einfach um nicht statisch zu sein, nicht, weil wir nicht länger so stehen könnten.

Gesundes Stehen auf einem Bein

Wenn Sie im Stehen Ihr Körpergewicht mehr auf ein Bein verlagern, dann ist es wichtig, immer sofort die Hüfte des Trägerbeines zu stabilisieren, damit Sie in der Hüfte nicht „ausbrechen".

Wenn wir in der Hüfte ausbrechen, teilen wir unseren Körper bewegungsmäßig wieder in zwei Hälften: Oberkörper und Unterkörper. Dadurch verlieren wir die stabilisierende Längsachse des Körpers, die wir durchaus auch auf einem Bein stehend im Körper wahrnehmen können und zur Stabilisierung stets suchen sollten.

Fühlen Sie im Standfuß die neun Punkte, so wird Ihr Körper auch gut von einem Bein getragen. So könnten Sie zum Beispiel lässig an einer Bar stehen oder in Ihrer Körpersprache flexibel und dennoch innerlich stabil reagieren.

Das Sitzen – verschiedene Möglichkeiten

Wenn ich in meinen Haltungsanalysen einen Menschen bitte, sich gut und aufrecht hinzusetzen, dann passiert meistens Folgendes:

Der Mensch zieht den Stuhl mit einer Hand oder mit beiden Händen ganz nah an sich heran, bis die Stuhlkante die Hinterseite der Knie (je nach Beinlänge) fast berührt, setzt sich dann mit dem Po ganz weit Richtung Lehne, formt im unteren Rücken ein Hohlkreuz, zieht die Schultern zurück, streckt den Brustkorb heraus und strahlt mich freudig an mit einem Blick, der sagt: „Das habe ich doch gut gemacht, oder etwa nicht?"

Dies ist die Haltung, welche die meisten Menschen schon als Kinder von ihren Eltern als gute und gesunde Sitzhaltung gezeigt bekommen haben. Doch ist sie der Gesundheit des Menschen ganz und gar nicht zuträglich, wie wir schon im Exkurs zur Geschichte verschiedener Haltungsausformungen ab Seite 61 gesehen haben.

In einigen Yoga-Sitzhaltungen wird dieses Sitzen oft aus Unwissenheit sogar forciert. Sitzt ein Meditierender über einen längeren Zeitraum in dieser Haltung, in der die Energie zwar die Wirbelsäule aufsteigen, doch nicht wieder vorne im Körper nach unten kommen kann, so kann die Energie im Kopf stecken bleiben, ein bekanntes Phänomen in vielen Energiearbeiten. Dies kann Kopfdruck, Ohrgeräusche, Schwindel oder sogar Ohnmacht hervorrufen.

In dieser scheinbar aufgerichteten Sitzhaltung kann der Mensch nicht mehr gut atmen, belastet Lendenwirbelsäule, Bandscheiben und Herz-Kreislauf-System und rutscht sprichwörtlich aus seiner Mitte.

Gutes, entspanntes, waches und wirklich aufrechtes Sitzen geht anders, und zwar unabhängig davon, ob wir zu Hause gemütlich alleine und unbeobachtet vor dem Fernseher sitzen oder in einem Firmen-Meeting das Wort haben und alle Blicke auf uns gerichtet sind – unser Körper möchte auch im Sitzen immer nur eines: blockadefrei und somit stressfrei sein.

Sitzen ohne Anlehnen

Hier nun eine kleine Anleitung zum blockadefreien Sitzen. Ganz wichtig ist es, dass Sie sich immer nur auf die vordere Hälfte eines Sitzmobiliars setzen! Ganz gleich, ob es sich dabei um Stuhl oder Sofa, Autositz oder Holzbank handelt.

Setzen wir uns gleich schon zu Beginn ganz nach hinten, so hat unser Becken keinerlei Möglichkeit mehr, sich in eine veränderte Stellung zu bringen, um die Wirbelsäule aufzurichten, und treibt unseren Körper schon von alleine in ein nicht förderliches Hohlkreuz.

Wenn Ihr **Po** nun auf der vorderen Hälfte einer Sitzmöglichkeit ruht, so ist der zweite Schritt, vom Po aus nach hinten zu rollen, bis Sie Ihre **Sitzbeinhöcker** auf der Unterlage spüren. Dadurch wird das **Becken** aufgerichtet und die S-Form aus der **Lendenwirbelsäule** herausgenommen – eine Fitnessübung für den Rücken und für den Bauch, ganz einfach und ohne großen Aufwand im Sitzen durchgeführt. Damit Ihr Körper nun nicht nach hinten kippt, beugen Sie ihn ab der Brustwirbelsäule etwas nach vorne, was sich zunächst etwas buckelig anfühlen kann. Doch durch den nächsten Schritt gleichen Sie das wieder aus: Ziehen Sie nun von der Brustwirbelsäule ausgehend Ihre Wirbelsäule hinten nach oben, auch über die Halswirbelsäule bis zum höchsten Punkt des Kopfes. Von der Seite betrachtet könnten wir nun eine Längsachse ziehen vom höchsten Punkt des Kopfes mittig über die Ohren und die Schultern bis zu den Sitzbeinhöckern – eine gerade Linie.

So stimmt die **Statik im Sitzen** und der Körper fühlt sich frei und beweglich an. Wir können wunderbar in den Bauch atmen, unser Schwerpunkt liegt tief und wir fühlen uns entspannt.

In dieser Sitzposition können Sie gut und konzentriert an einem Tisch oder am Computer arbeiten, lesen oder viele verschiedene Tätigkeiten im Sitzen verrichten.

Sie können sogar ein Bein über das andere schlagen, wenn Sie dies möchten. Hierbei ist lediglich wichtig, weiterhin die Sitzbeinhöcker an der Unterlage zu spüren.

Gesundes Sitzen ohne Anlehnen

Sind wir uns unserer Körperachse und unserer Sitzhöcker erst einmal bewusst geworden, dann könnten wir auch auf einer Holzbank ohne Rückenlehne sitzen, ohne dass unser Rücken ermüden würde oder wir unsere Wirbelsäule durch zu lange sitzende Tätigkeit belasten würden. Teure Stuhlvariationen werden dadurch überflüssig.

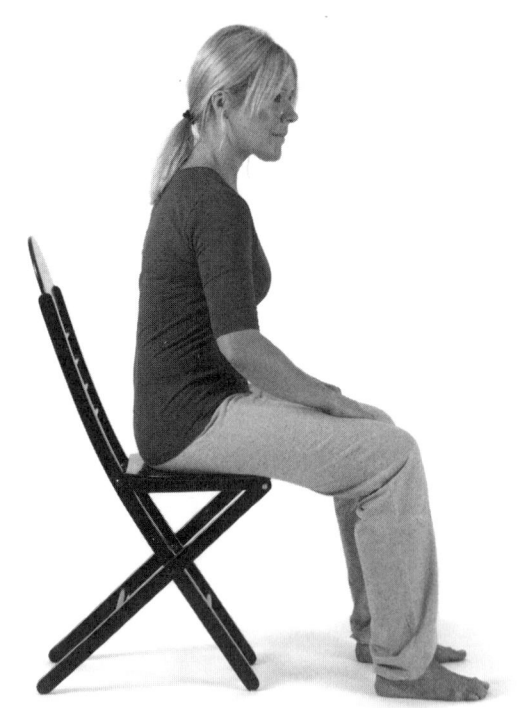

Die Sitzbeinhöcker haben dieselbe Funktion wie die Füße im Stehen: Im Sitzen geht von ihnen alle Stabilität aus, deswegen sollten wir sie immer gut spüren.

Wenn wir eine stabile Grundlage haben, kann sich unser Oberkörper im Sitzen auch frei und dynamisch bewegen und findet immer wieder in seine Grundfeste zurück. Sitzen wir nicht auf den Sitzbeinhöckern, dann lastet das Gewicht entweder auf den Oberschenkeln in einem Hohlkreuz oder wir lümmeln fast schon auf unserem unteren Rücken. Beides ist nicht förderlich für die Wirbelsäulengesundheit, da unser aufgrund der Schwerkraft lotrecht nach unten sinkendes Körpergewicht dann Teile der Wirbelsäule zu stark belastet.

Sitzen mit Anlehnen

Möchten Sie sich nun ausgehend von dieser guten Sitzhaltung noch anlehnen, so brauchen Sie lediglich über den Po noch weiter nach hinten zu rollen, bis Sie Ihren Oberkörper an der Lehne spüren. Oberschenkel und Sitzbeinhöcker bleiben dabei an derselben Stelle im

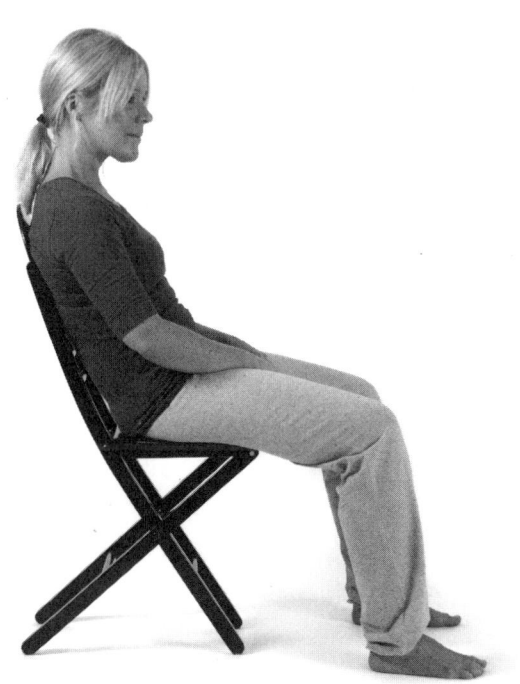

Gesundes Sitzen mit Anlehnen

So sieht gesundes, entspanntes und atembefreiendes Sitzen mit Anlehnen aus. Aus dieser Sitzposition möchten Sie gar nicht so schnell wieder aufstehen, so wohltuend ist sie. Der Körper wird durchlässig für den Energiefluss, Sie fühlen sich angenehm wach und wirken auf ihr Gegenüber präsent ohne aufdringlich zu sein. Ihr Rücken ist befreit von Spannungen und wird es Ihnen mit Beschwerdefreiheit danken.

mittleren Bereich der Sitzgelegenheit, Sie müssen nicht nach hinten rutschen! Nur der untere Bereich des Rückens rollt über den Po so lange ab, bis Sie den Halt der Rückenlehne spüren.

Dies ist eine wundervolle und bequeme Stellung, in der unser Körper genau wie beim nichtangelehnten Sitzen von innen geöffnet wird und blockierungsfrei bleibt. Aus dieser Sitzstellung möchten die meisten Menschen am liebsten gar nicht mehr heraus, wenn sie sie einmal gefühlt haben.

Hier stimmt alles: Wir fühlen uns wach und präsent und strahlen dies auch aus, wir können gut und ruhig atmen und fühlen unseren Schwerpunkt in unserer Körpermitte. Wir sitzen bequem und lümmeln dennoch nicht – endlich „dürfen" wir uns so hinsetzen, wie es instinktiv vielleicht schon immer unserem Gefühl entsprochen hat, uns aber immer von irgend jemandem ausgeredet wurde.

Gesundes Sitzen ist jedoch natürlich genauso wenig wie das Stehen nicht statisch. Das sollte es auch nicht sein. Wir bewegen uns im Sitzen nach links und rechts, nach vorne und hinten. Wenn wir jedoch in dieser guten Wirbelsäulenhaltung sind, so können wir das dynamische Sitzen belastungsfrei ausführen und es findet – anders als in ergonomisch vorgeformten Stühlen – richtig viel gesunde Bewegung an der Wirbelsäule statt!

Auch im Auto können Sie sehr gut so sitzen. Empfehlenswert ist es hier noch, sich vor jeder Abfahrt zu konditionieren, auf die leichte Streckung der Halswirbelsäule von hinten nach oben zu achten, um einen guten Schulterblick zu gewährleisten. Diese Aufrichtung der Halswirbelsäule gibt auch den Nerven guten Freiraum, die zu unseren Sinnesorganen führen. So bleiben Sie während der Autofahrt wach und achtsam und können schnell reagieren. Ein in den Nacken gelegter Kopf steht dem im Wege, man regt sich leichter auf und verliert den Überblick.

Das Gehen in unterschiedlichen Geschwindigkeiten

Jeder Mensch hat seine ganz eigene, unverwechselbare Art zu gehen, oftmals können wir einen uns nahe stehenden Menschen schon von weitem an seinem Gang erkennen.

Menschen gehen leichtfüßig, hüpfend, federnd, schwerfällig, aufreizend, steif, gehemmt, lässig, sportlich, gehetzt, flink ... wie beim

Stehen oder Sitzen drücken wir durch die Art, wie wir Gehen, auch einen momentanen Gefühlszustand sowie eine Absicht und auch unser Selbstbild aus. Dies fällt in den Bereich der Körpersprache.

Möchten wir nun aber grundsätzlich einmal das gesunde Gehen näher betrachten, ein Gehen, das unsere Gelenke und unsere Wirbelsäule nicht belastet, so ist es wichtig, sich den Ablauf der Bewegung des Gehens einmal im Zeitlupentempo bewusst zu machen.

Bei einem gesunden Gehen beginnt die Bewegung im **Unterbauch**. Sie dreht die **Hüfte** des jeweiligen Beines, das voranschreiten soll, nach vorne und nimmt so das **Bein** mit. Auf den Boden sollte dann zuerst die Ferse aufkommen. Das Körpergewicht wird nun durch die Gewichtsverlagerung des Körpers auf das vordere Bein gegeben, wobei der Fuß von der Ferse über die Unterseite der Außenkante weiter über den äußeren Ballen, dann den inneren Ballen und schließlich über die Zehen abgerollt werden sollte.

Ferse, Unterseite Außenkante, Ballen, Zehen. Das kann man sehr schön meditativ üben. Beachten Sie hierbei, dass der Fuß beim Abrollen nicht nach innen kippt, also die Unterseite der Außenkante als Stabilisierung nicht verlässt. Das geschieht vergleichsweise oft. Viele Menschen kippen beim Gehen mit dem Gewicht mehr auf die Innenseiten der Füße. Dadurch werden die Knie, die Hüfte und die Wirbelsäule stark belastet, und zwar mit jedem Schritt.

Oftmals hört man die Empfehlung, über die Fußmittellinie abzurollen, doch dies halte ich für nicht so günstig, da dadurch bei den meisten Menschen die Gefahr zu groß wird, dass der Fuß doch noch nach innen kippt. Diese Anweisung mag für jemanden gelten, der eine gute Körperstatik aufweist, für die Mehrheit der Menschen, welche meist die eine oder andere Fehlhaltung und dadurch bedingt auch eine geschwächte Muskulatur haben, jedoch nicht. Wir brauchen die Stabilisierung über die Längsunterseite der Außenkante des Fußes!

Leider sind die meisten Einlagen, die heute verschrieben werden, überhaupt nicht dazu geeignet, den Fuß wieder in diese Stabilisierung zu bringen. Sie schaden oft mehr, als sie nutzen, da sie meist in der Mitte eine Aufwölbung vorweisen, die den Fuß von unten sozusagen teilt. Der Fuß kann sich so beim Gehen nicht entscheiden, ob er mehr nach innen oder mehr nach außen rollen soll, und entscheidet sich dann oft für innen, da dies für die Bein- und Hüftmuskulatur der bequemere Weg ist. Diese Entscheidung ist genauso schlecht wie die Entscheidung, durch das Tragen der Einlage mehr nach außen zu rollen, da der Fuß dann nicht durch die Innenseite des Ballens gleichzeitig stabil wird. Die Innenseite des Ballens wird so nämlich gewichtmäßig nicht erreicht.

Am besten ist es, gar keine Einlagen zu tragen und wieder zu lernen, die Füße beim Gehen gut und gleichmäßig zu belasten und abzurollen. Dann wird auch die Fußmuskulatur wieder trainiert, denn oft ist sie das leider gar nicht mehr. Meist platschen die Füße nur noch auf den Boden, ohne eine geschmeidige, durchgängige Bewegung von der Ferse bis zu den Zehen.

Sind die Füße durch achtsames Gehen gut trainiert, so haben wir generell viel für unsere Gesundheit getan. Muskeln, Sehen und Reflexzonen an den Füßen werden bearbeitet und unser Körper wird dadurch sehr gut energetisiert. Probieren Sie es aus!

Langsames Gehen oder Schlendern

Wenn wir uns nun langsam in Bewegung setzen, wird durch die Rotation des Beckens ein Fuß vor den anderen gebracht. Die Kraft, welche beim Auftreten von der Erde zurückkommt, entspricht dem Gewicht, das wir vorher nach unten auf unseren aufgesetzten Fuß gebracht haben. Die aufsteigende Kraft steigt schon beim Auftreten auf die Ferse nach oben und wird direkt durch unsere Wirbelsäule geleitet. Sie bringt so die Arme zum Mitschwingen.

Tritt ein Mensch sehr hart mit der Ferse auf, so gibt dies an der Wirbelsäule jedes Mal eine Erschütterung. Liegt eine Wirbelfehlstellung vor, was meist der Fall ist, wenn jemand hart mit der Ferse aufkommt, so knallt diese Kraft bei jedem Schritt genau an diese Blockierung, und das kann langfristig ernsthafte Beschwerden verursachen.

Die achte Übung der „Acht Brokate" im Qi Gong ist eine Übung, bei der wir von den Knien aus im Stehen Druck nach unten in die Erde geben und die zurückkommende Kraft gezielt durch den Köper leiten, einmal mittig, einmal rechts und links, einmal vorne nach oben und einmal hinten nach oben, die Wirbelsäule entlang. Dass es von großer Bedeutung ist, bei dieser Übung ein Bewusstsein für seine eigene Wirbelsäulenhaltung zu haben, ist offensichtlich. Weist die Wirbelsäule Blockierungen auf, so ist diese Übung zum Beispiel kontraproduktiv, das sollte jeder Qi Gong-Praktizierende wissen.

Beim gemütlichen Schlendern haben wir alle Zeit der Welt, uns einmal bewusst zu machen, was eigentlich genau beim Gehen in unserem Körper passiert.

Wir können uns folgende Fragen stellen:

Kippe ich nach innen auf die Füße?

Breche ich seitlich aus der Hüfte aus oder kann ich in der Hüfte stabil bleiben?

Kommt meine Bewegung aus dem Unterbauch?

Bewegt sich mein Becken gut mit?

Schwingen meine Arme natürlich entgegengesetzt mit oder bewegen sie sich gar nicht?

Kann ich gut in den Bauch atmen?

Blicke ich dauernd auf die Erde oder kann ich meinen Kopf aufrecht halten und meinen Blick geradeaus?

Um gutes Gehen zu üben, sollten Sie sich für einen gewissen Zeitraum immer eine Sache vornehmen. Zum Beispiel: Eine Woche lang achte ich beim Gehen immer auf meine Füße. In der nächsten Woche achte ich immer auf mein Becken und so weiter. Dies ist eine gute und bewährte Strategie, sich nicht nur langsam seiner Bewegungen bewusst zu werden, sondern sie auch gleichzeitig zu verändern.

Gehen in normaler Geschwindigkeit

Wir können uns im normalen Gehen vorstellen, dass wir vom Körperschwerpunkt im Unterbauch aus unsere Beine nach vorne schwingen und dann gut auf dem Fuß von der Ferse bis zu den Zehen abrollen. So wird unser Gehen sehr leicht und mühelos. Unser Becken dreht sich gut und kommt in weiche Kippbewegungen, die die aufsteigende Kraft problemlos durch unseren Köper leiten können, um sie anschließend wieder für einen neuen Schritt zu nutzen.

Wenn wir spüren, dass wir in unserem normalen Tempo gut und gleichmäßig in den Bauch atmen können, so haben wir alles richtig gemacht. Wir können trotz unseres Alltagsgeschehens in Ruhe und in unserer Mitte bleiben und können diese Qualitäten auf einfache Weise in unser Leben integrieren.

Eiliges Gehen

Sobald wir unser Gehtempo erhöhen, weil wir es eilig haben, passiert es leicht, dass wir unseren Körper so neigen, dass der Kopf zu weit nach vorne kommt. Der Kopf ist dann der Bewegung gewissermaßen voraus. „Mit dem Kopf durch die Wand wollen" ist hier ein passendes Bild. In Gedanken sind wir schon an dem Ort, zu dem wir hinmöchten, den Körper müssen wir mühsam hinterherschleppen.

Mühsam deswegen, weil unser Körperschwerpunkt in dieser Haltung nach oben gerutscht ist und unsere Bewegungen vom Brustkorb aus geführt werden, nicht aus dem Unterbauch. Unser Gewicht kann nicht nach unten transportiert werden und bleibt im Brustkorb hängen. Dies erschwert das Atmen und sind wir schließlich an unserem Ziel angekommen, sind wir außer Puste und erschöpft.

Einfacher wäre es, aufrecht zu bleiben und vom Unterbauch aus die Geschwindigkeit zu erhöhen. Der tiefe und gleichmäßige Atem wird hierbei nicht gestört, eher noch vertieft, und hilft uns so, in unserem Körper eine gute Sauerstoffzufuhr für den erhöhten Bedarf durch das schnellere Tempo bereitzustellen.

Laufen oder Joggen

Dass Afrikaner die schnellsten Läufer der Welt sind, hat sicher viele verschiedene Gründe. Einer davon ist aber ganz bestimmt, dass die meisten dieser Läufer von Kindesbeinen an das Laufen barfuß trainiert haben. Sie liefen über Felder, über Stock und Stein und machten so ihre Füße unempfindlich. Beim Laufen während eines Wettkampfes tragen sie dann zwar Schuhe, doch sind sie geübt, auch in Schuhen weich auf den Ballen zuerst aufzukommen.

Die meisten Laufschuhe der letzten Jahrzehnte haben den Träger fast gezwungen, mit der Ferse zuerst aufzukommen. Mittlerweile geht man dazu über, in Laufschuhen eher ein Gefühl von Barfußlaufen zu gewährleisten, um den Fuß gut zu trainieren und ein Aufkommen zuerst auf dem Ballen zu ermöglichen.

Kommen die Füße beim Laufen zuerst weich auf den Ballen auf, so kann sich der Läufer über Ballen und Großzehengrundgelenk gut wieder vom Boden abstoßen. Die aufsteigende Kraft wird dann mittig im Körper nach oben geführt und erreicht so zuerst die Mitte des Beckens, von dem alle Bewegung ausgeht, und dann die Mittelachse des Körpers, als Dreh- und Angelpunkt all unserer Bewegungen.

Kommt beim Laufen oder Joggen zuerst die Ferse auf, so wird die aufsteigende Kraft durch die Wirbelsäule geleitet und somit knapp hinter dem Bewegungszentrum vorbei. Der Körper wird so mehr von hinten gehalten und es kostet ihn zusätzlichen Ausgleich über eine Kippbewegung des Beckens und die entsprechende Schrittlänge, die Energie für den nächsten Schritt wieder aus dem Unterbauch zu holen.

Achten Sie beim Joggen darauf, kleine Schritte zu machen und aufrecht zu bleiben, damit der Körperschwerpunkt von Schritt zu Schritt gut über den Beinen balanciert werden kann und übermäßige Kippbewegungen des Beckens während des Laufens oder Joggens vermieden werden. Die Arme sollten locker mitschwingen dürfen, ohne dass die Schulterblätter dabei zurückgezogen werden. Wenn das Becken während des Joggens gut rotieren kann, vermeiden wir dadurch das Zurückziehen der Schultern.

Kapitel 8

Die Übungen zum Ausgleich von Fehlhaltungen: Haltungsgesundheit – „Die Tai Chi-Methode nach Marie Hock-Westhoff"

Wie wir gesehen haben, sind Fehlhaltungen also immer eine Summe aus Gewohnheiten, äußeren Einwirkungen, inneren Prozessen, Gefühlen und Gedanken und somit auch in den meisten Fällen reversibel, vor allem beim Hohlkreuz in Lendenwirbelsäule und Halswirbelsäule.

Bei etwa einem Drittel der Fälle, meist älteren Menschen, ist jedoch aufgrund extrem lange bestehender Fehlhaltungen vor allem bei einem Rundrücken in der Brustwirbelsäule oder einer starker Skoliose leider nur noch eine leichte Verbesserung möglich. Hier kommt es darauf an, wie sehr die Bandscheiben und Wirbelkörper schon abgenutzt sind, wie verkeilt oder wie sehr verdreht.

Um Fehlhaltungen dauerhaft aus dem Körper herauszuarbeiten, bedarf es einiger – lohnender! – Anstrengung.

Die erste Anstrengung ist der Wille dazu, verknüpft mit der Erkenntnis, dass wir etwas tun müssen, um unsere Probleme, Beschwerden und Schmerzen in den Griff zu bekommen.

Die zweite ist die Mühe, die daraus resultiert, sich den Ruck zu geben und die Übungen auszuführen. Meist fällt es leichter, in einer Gruppe zu trainieren, als sich zu Hause alleine zu motivieren. Doch auch das können wir versuchen. Mit den von mir aus dem Tai Chi Chuan und Qi Gong heraus entwickelten Übungen möchte ich Ihnen gerne die Möglichkeit dazu geben.

Haben Sie beim Durchlesen und Durcharbeiten der vorherigen Kapitel Ihre eigene individuelle Fehlhaltung und Blockierung erkannt, so kann es auch gleich schon los gehen. Wenn nicht, ist es ratsam, sich einmal in eng anliegender Kleidung von der Seite von vorne und von hinten fotografieren zu lassen, um den eigenen Körper auf einem Foto genauer zu studieren. Oder Sie machen die Fühlübungen wie in den nachfolgenden Kapiteln für die einzelnen Fehlhaltungen und Blockierungen von mir vorgestellt.

Herausarbeitung von Blockierungen

Die nachfolgenden Übungen zur Fehlhaltungskorrektur durch das Herausarbeiten von Blockierungen werden immer in der gleichen Weise eingeleitet und dann individuell in drei Schritten ausgeführt.

VORBEREITUNG

Um die richtige Schrittgröße für den Bogenstand in allen vorgestellten Übungen zu finden, gehen Sie zunächst wie folgt vor:

• **Stehen zu Beginn des Öffnens in den Bogenstand**

Stehen Sie mit geschlossenen Füßen, die Gewichtung auf dem rechten Bein.

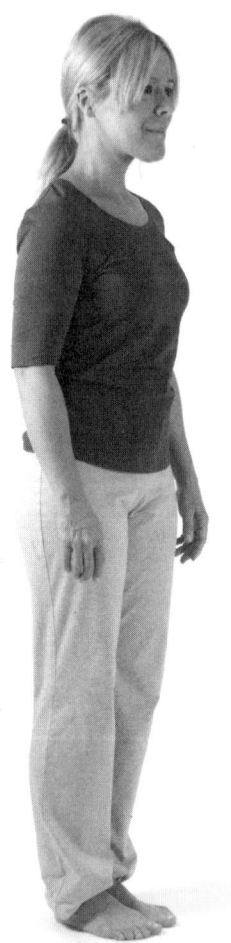

Stehen zu Beginn des Öffnens in den Bogenstand

- **Öffnen und die Ferse aufsetzen**

Heben Sie das linke Knie und setzen Sie die linke Ferse weit zur Seite auf, in einem Winkel von 45 Grad.

- **Stehen in der richtigen Schrittgröße (Stehen im Bogenstand)**

Verlagern Sie nun ihr Körpergewicht zu 70 Prozent auf das vordere Bein, 30 Prozent des Gewichts belassen Sie auf dem hinteren rechten Bein.

HERAUSARBEITUNG

Nun können Sie Ihre individuellen Blockierungen der Wirbelsäule in den Schritten 1 bis 3 herausarbeiten:

16:
Öffnen und die Ferse aufsetzen

17:
Stehen in der richtigen Schrittgröße, der Ausgangsstellung für alle Übungen

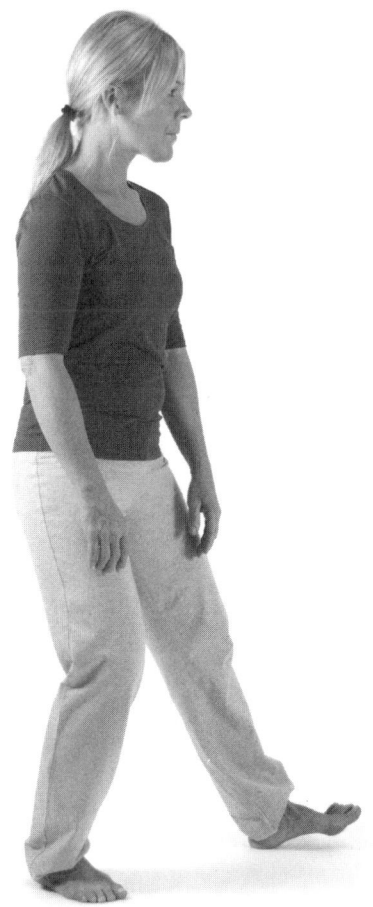

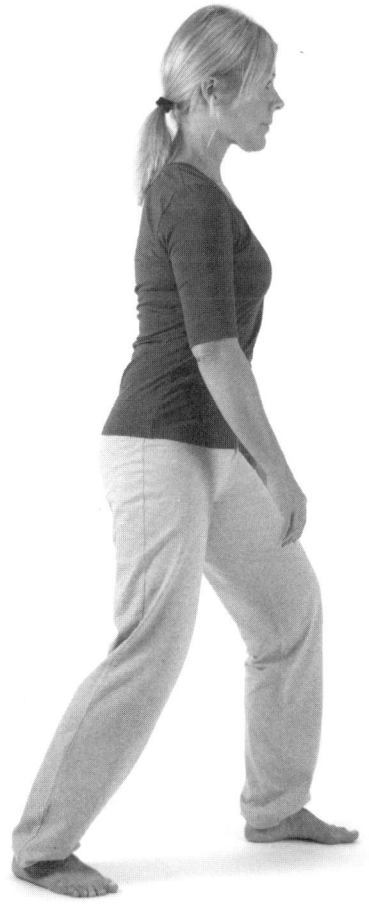

- Der **Bogenstand** ist die Ausgangsstellung für das Herausarbeiten von Blockierungen der Wirbelsäule im LWS-, BWS-, HWS-Bereich und zur Korrektur des Flach- und Rundrückens.

- **Schritt 1:** Das **Sinken** in den Bogenstand mit Ihrem individuellen Bewegungsbeginn des Sinkens

- **Schritt 2:** Das **Zurücksitzen** in den Bogenstand mit Ihrem individuellen Bewegungsbeginn des Zurücksitzens.

- **Schritt 3:** Das **Nach-vorne-Kommen** und das abschließende **Nachspüren**.

Das Herausarbeiten von Blockierungen in der Lendenwirbelsäule

Eine schwache Muskulatur in der Lendenwirbelsäule ist, wie wir im fünften Kapitel gesehen haben, oftmals das Resultat zu langen Sitzens und fehlender Ausgleichsbewegungen. Dies führt zu einem Hohlkreuz, bei dem zusätzlich die Beine und Füße auch in eine Fehlbelastung kommen.

Ein Hohlkreuz teilt den Körper bewegungsmäßig und energetisch in oben und unten. Wenn es uns gelingt, unser Hohlkreuz herauszuarbeiten, so sind wir im Denken und im Tun einiger und können uns immer mehr auf unser Bauchgefühl verlassen.

ÜBUNG

Um die Lendenwirbelsäule und die Muskulatur gezielt zu trainieren, nehmen Sie zuerst den Bogenstand ein. Der Bogenstand ist ein weiterer Grundstand im Tai Chi Chuan und in vielen Qi Gong-Übungen, bei dem es aber genauso wie im Reiterstand darauf ankommt, die Wirbelsäule gut aufzurichten.

Bringen Sie das Körpergewicht auf das rechte Bein und stellen Sie den linken Fuß leicht und ohne Gewicht neben den rechten Fuß. Dann spüren Sie in Ihre rechte Körperseite – fühlt sie sich gut stabilisiert an?

Ziehen Sie das Steißbein ganz leicht nach vorne, heben Sie das linke Knie und öffnen das linke Bein aus der Hüfte heraus in einem 45°-Winkel zur linken Seite, stellen Sie die linke Ferse leicht und gewichtslos auf den Boden auf, ohne aus der aufrechten Körperachse zu verrutschen.

Dann verlagern Sie das Körpergewicht zu 70 % auf das vordere Bein und zu 30 % verbleibt es im hinteren Bein.

Ihr linker Fuß zeigt nun nach vorne, der hintere Fuß zeigt 45°, der Blick geht geradeaus, in Richtung des vorderen Fußes. Sie sollten gut auf „zwei Linien" stehen, also etwas breiter, um eine gute Stabilität zu gewährleisten. Die Körpermitte (Bauchnabel) sollte dabei fast in Richtung des vorderen Fußes zeigen.

1. Schritt, das richtige Sinken
So stehend begeben Sie sich nun wie folgt in eine Art Sitzposition:

Geben Sie Ihre Aufmerksamkeit an Ihr Steißbein. Das ist Ihr individueller Bewegungsbeginn des Sinkens. Stellen Sie sich vor, dass sie es so weit es geht nach vorne ziehen. In Wirklichkeit sind dies nur wenige Zentimeter, doch es fühlt sich viel mehr an. Mit Hilfe Ihrer Vorstellungskraft erreichen Sie ein besseres Ergebnis. Das Schambein und die Beckenknochen kommen dabei weit nach vorne oben, der Po kommt nach unten und spannt sich etwas an, Sie sind leicht in die Knie gesunken. Der Oberkörper kippt dabei zunächst etwas nach hinten.

Jetzt halten Sie das Becken in der so entstandenen Position und beugen den Oberkörper ab Ihrer Blockierung so weit Sie können nach vorne. Bei gehaltenem Becken geht das nicht sehr weit, da die Lendenmuskulatur diese Art der Dehnung noch nicht gewohnt ist. Dies fühlt sich erst einmal etwas buckelig an. Gehen Sie nun mit Ihrer Aufmerksamkeit an den oberen Teil der Lendenwirbelsäule und führen Sie die Bewegung des richtigen Sinkens mit Zugrichtung nach oben über die oberen Lendenwirbel weiter über die Brustwirbelsäule. Setzen Sie die Bewegungsrichtung des Zuges an der Wirbelsäule dann nach oben über die Halswirbelsäule bis zum höchsten Punkt des Kopfes fort. Im unteren Teil der Wirbelsäule gibt es also einen Zug nach unten und vorne, ab der oberen Lendenwirbelsäule einen Zug nach oben Richtung Kopf. Der Kopf fühlt sich nun wie von oben gehalten an und die Wirbelsäule wie leicht gedehnt.

Wenn Sie die **Intention** haben, Ihr Hohlkreuz in der **Lendenwirbelsäule mit Fokus auf das Steißbein** zu begradigen, wird Ihr Gehirn über die Nerven der entsprechenden Muskulatur rund um das Kreuzbein und entlang der Lendenwirbelsäule den Befehl geben, eine Bewegung in Richtung vorne und unten auszuführen. Dieser Zug nach unten und vorne hat den Effekt, dass die Wirbel entlang der Lendenwirbelsäule leicht auseinandergezogen werden. Bei bestehendem Hohlkreuz entfaltet sich hierdurch eine wohltuende Erleichterung im Lendenwirbelsäulen-Bereich, auch wenn es zunächst für die bereitgestellte Muskulatur eine neue Art der Dehnung bedeutet, die Sie zu Beginn vielleicht als anstrengend empfinden.

Der Ort an der Wirbelsäule, an dem sich die Zugrichtung ändert, ist der Ort, an dem die Veränderung stattfindet, die sich langfristig optimal auf Ihre Körperhaltung im Alltag bemerkbar machen wird. Das gilt für alle hier vorgestellten Übungen.

Durch das Sinken fühlen Sie nun schon recht viel Gewicht auf den Oberschenkeln, das alleine kann für die Beine zu Anfang sehr anstren-

Stehen im Bogenstand bei Hohlkreuz im LWS-Bereich

Schritt 1: **Sinken in den Bogenstand**

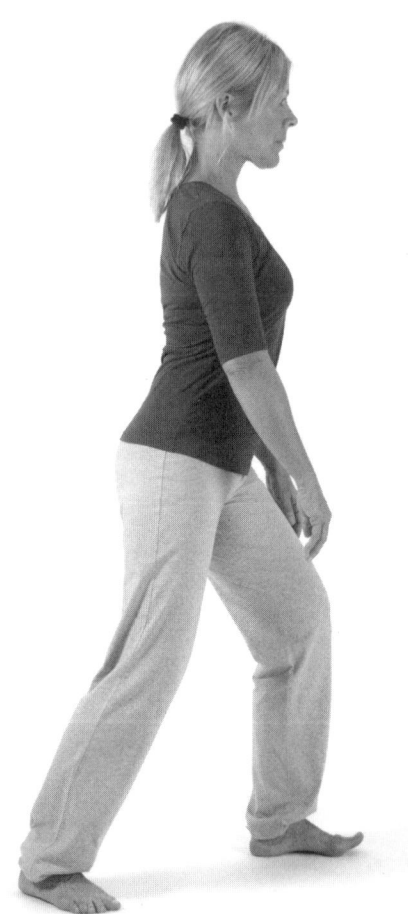
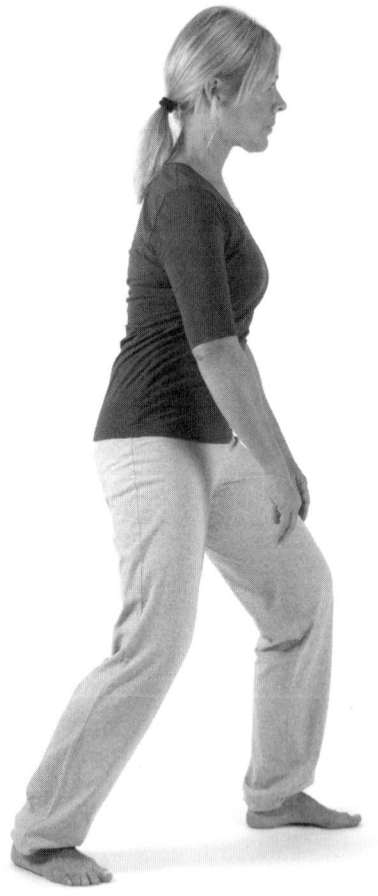

gend sein. Das ist jedoch ein gutes Zeichen, denn es zeigt Ihnen, dass Sie bereits gut das Körpergewicht und Ihren Schwerpunkt nach unten bekommen haben.

Sie stehen nun in einem richtig guten Bogenstand!

Fühlen Sie auch zu Ihrem Brustkorb und zu den Schulterblättern: Konnten Sie sie gut absenken? Können Sie innere Anspannung noch loslassen?

2. Schritt: Das richtige Zurücksitzen

Gehen Sie nun mit Ihrer Aufmerksamkeit wieder an die Stelle an Ihrer unteren Wirbelsäule, die Sie herausarbeiten möchten. Um sie besser

Schritt 2: **Zurücksitzen im Bogenstand**

Nach-vorne-Kommen und das Nachspüren

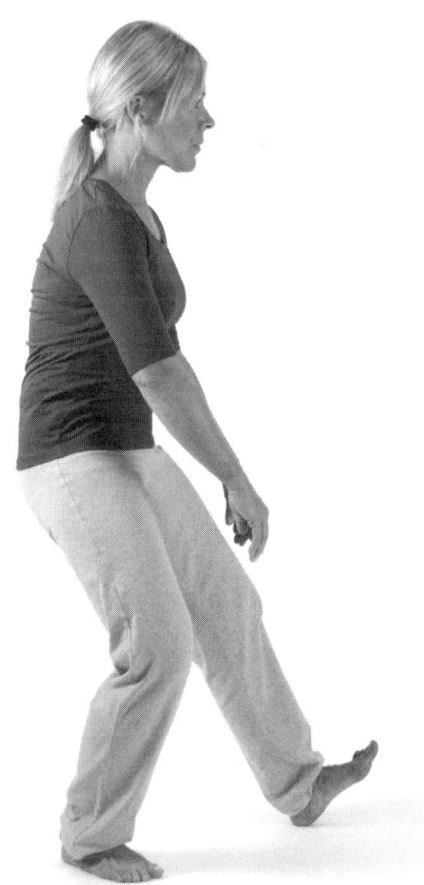
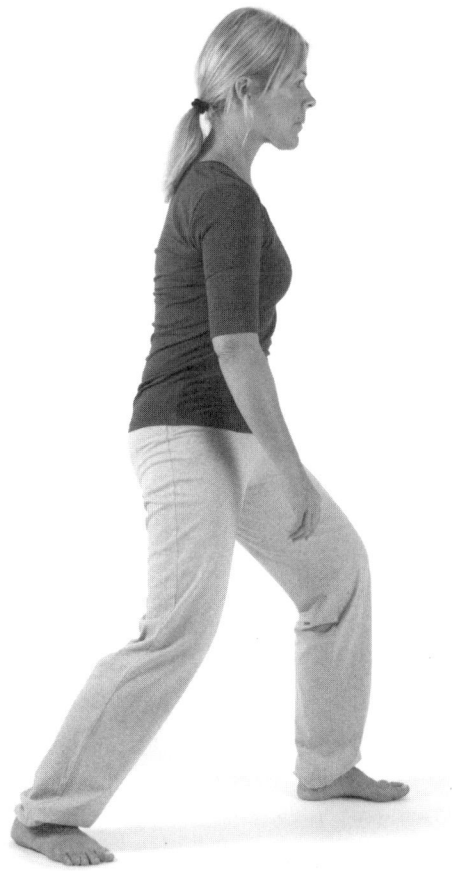

fühlen zu können, legen Sie die Hand noch einmal kurz dorthin. Sie sollten die Wirbel im Lendenbereich nun gut an Ihrer Hand fühlen können, die Lendenwirbelsäule hat sich durch das richtige Sinken gut für die Übung aufgerichtet.

Lassen Sie jetzt die Arme einfach seitlich am Körper hängen und beobachten Sie zunächst Ihren Atem: Gelingt es Ihnen, tief und gleichmäßig in den Bauch zu atmen?

Mit der nächsten Einatmung ziehen Sie Ihre Wirbelsäule ab dem Ort der Blockierung nach hinten und verlagern Ihr Körpergewicht von der individuellen Stelle an der Wirbelsäule ausgehend auf Ihr hinteres Bein. Der vordere Fuß hebt sich mit an, die Ferse jedoch verlässt den Boden nicht.

Mit der Ausatmung kommen Sie dann wieder nach vorne und achten dabei gut auf Ihre Beckenstellung, um zu vermeiden, dass Sie beim Nachvornegehen wieder ins Hohlkreuz fallen.

Es fühlt sich an, als würden Sie an Ihrer Wirbelsäule einen Bogen spannen, genau an der Stelle der Blockierung. Die Arme lassen Sie locker seitlich am Körper hängen. So kommt sehr viel Kraft auf das hintere Bein, und am Anfang können Sie die Übung vermutlich nicht sehr lange machen, vielleicht höchstens fünf Mal.

Wechseln Sie anschließend die Seite – dies gilt für alle hier vorgestellten Übungen. Nehmen Sie den rechten Fuß nach vorne, und der linke Fuß steht nun hinten im 45°-Grad Winkel.

Wiederholen Sie das Bogenspannen ausgehend von Ihrer Blockierung auf dieser Seite ebenfalls fünf Mal und begleiten Sie die Vor- und Rückbewegungen gut mit Ihrem Atem: Einatmen beim Zurücksitzen und Ausatmen beim Nachvornekommen.

Wichtig ist, dass Sie während des Zurücksitzens den Schwerpunkt immer auf gleicher Höhe halten, um ein „Hüpfen" zu vermeiden, ein Auf- und Abruckeln der Hüfte bei der Bewegung. Das Hüpfen würde den Trainingseffekt schmälern, da dadurch die Dehnkraft rund um Lendenwirbelsäule und Unterbauch, die wir ja genau erreichen wollen, herausgenommen wird. Um dies zu vermeiden, können Sie sich vorstellen, dass wir unseren Schwerpunkt im Unterbauch wie eine Kugel auf gleichbleibender Höhe beim Zurücksitzen zurückrollen, so als würde die Kugel sanft über eine Tischoberfläche gleiten.

Hintergrundinformation

Wenn Sie beim Zurücksitzen einatmen, nehmen Sie vielleicht wahr, dass es gar nicht so leicht ist, dabei tief in den Bauch zu atmen. Wenn wir eine sehr lange Zeit in der Brustatmung waren, was meist der Fall ist, wenn jemand im Lendenwirbelsäulen-Hohlkreuz steht, dann ist das Zwerchfell untrainiert.

Das Zwerchfell ist ein Muskel, der wie ein Zeltdach unsere Organe überspannt und sich beim Einatmen senkt, um die Lungen lang zu ziehen, und sich beim Ausatmen hebt, um die Luft wieder aus den Lungen herauszupressen. Dieser Muskel wird mit der Zeit durch diese Übung sehr gut trainiert und Sie fühlen nach und nach, wie Sie immer tiefer in den Bauch atmen können.

Wenn es Ihnen am Anfang sehr schwer fällt, das Zwerchfell nach unten zu bringen, so können Sie sich auch vorstellen, beim Zurücksitzen in den unteren Rücken zu atmen. Das ist sehr hilfreich und trainiert das Zwerchfell auch gut. Es ist, als würden Sie in Ihre Nieren atmen. Die Nieren werden in dieser Übung generell gut gedehnt und so gut durchblutet und angeregt.

Diese vom Bewegungsablauf relativ einfache Übung hat es in sich. Sie können sehr vielen Details gleichzeitig Ihre Aufmerksamkeit schenken:

Habe ich meine Füße auf den neun Punkten gleichmäßig belastet?

Sind meine Knie über den Füßen gut ausgerichtet?

Sind meine Hüften gut geöffnet?

Kann ich mein Becken gut aufgerichtet halten und das Steißbein nach vorne ziehen?

Stimmt meine lotrechte Körperinnenachse – vom Scheitelpunkt bis zum Erdtor (s. Abb. Seite 42).

Kann ich gut vom entsprechenden Ort an der Wirbelsäule zurücksitzen?

Ist mein Brustkorb gut gesunken oder strecke ich ihn heraus?

Was macht mein Atem? Kann mein Zwerchfell gut absinken?

Kann ich meine Bewegungen meiner Atmung gut angleichen?

Wo liegen meine Schulterblätter? Habe ich sie angehoben oder zurückgezogen oder kann ich sie gut absenken?

Ist mein Jadetor an der oberen Halswirbelsäule gut geöffnet, mein Kinn leicht nach unten gebracht?

Wohin geht mein Blick? Kann ich ihn gut geradeaus halten? (Brillenträger haben übrigens das Problem, dass sie in dieser Haltung meist den oberen Brillenrand genau vor den Pupillen haben. Es ist ratsam, eine Brille während der Übung abzunehmen.)

Kann ich gut mit geöffneten Augen nach innen sehen?

Was machen meine Hände? Kann ich sie entspannt lassen oder schließen sie sich immer wieder oder balle ich sie gar unbewusst zu Fäusten?

Kann ich beim Zurücksitzen gut den Schwerpunkt auf einer Höhe halten?

Ziehe ich weit genug nach hinten, bis ich mein Gewicht auch auf der hinteren Ferse spüre?

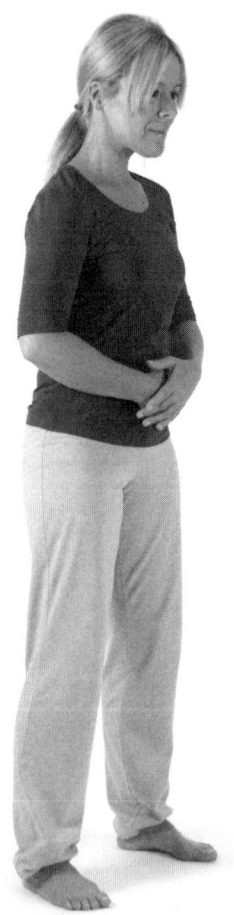

Im 3. Schritt aller hier vorgestellten Übungen kommen Sie nach vorne und nachdem Sie die Übungen auf jeder Seite jeweils 5 Mal wiederholt haben, stellen Sie sich anschließend für einige Minuten ruhig hin um in Ihren Körper hinein zu fühlen und ihm Zeit zu geben, die neuen Bewegungsaufträge anzunehmen und in sein System zu integrieren.

Fühle ich die Aufrichtung im Körper von hinten nach oben und das Absenken vorne nach unten – den Energie-Kreislauf –, oder steigt die Kraft nur hinten nach oben?

Um all diese Details in die Übung einzuarbeiten, braucht man eine ganze Weile. Auch hier ist es sehr empfehlenswert, sich von Woche zu Woche ein weiteres Detail vorzunehmen, auf das Sie während der Übungen achten.

Es ist wie bei jedem Lernen: Unser Körper automatisiert die Bewegungsdetails mit der Zeit, wenn wir immer wieder unser Bewusstsein dorthin geben. Auch unsere Konzentrationsfähigkeit und unser Durchhaltevermögen werden auf diese Weise gefördert.

Dort, wo wir unsere Aufmerksamkeit hingeben, fließt vermehrt das Qi im Körper, und das können Sie während der Übung auch spüren.

3. Schritt: Das Nach-vorne-Kommen und das Nachspüren

Wenn Sie die Übung für die Lendenwirbelsäule nun auf jeder Seite fünf Mal gemacht haben, gehen Sie langsam aus der Übung heraus und stellen sich erst einmal schulterbreit hin.

Schließen Sie, wenn Sie möchten, die Augen, legen Sie Ihre Hände übereinander auf das untere Dantien und spüren Sie in Ihren Körper: Wie fühlt er sich jetzt an? Meist spürt man nach dieser Übung, dass man gar nicht mehr in seine gewohnte Körperhaltung zurück möchte, da der Körper nun ganz klar zeigt: So wie wir standen, so tut es eigentlich weh, so tut es uns nicht gut.

Die Wirbelsäule kann sehr viel kompensieren, doch wenn sie einmal wieder gefühlt hat, wie schön es sein kann – und wenn auch nur für ein paar Minuten –, frei von der Blockierung zu sein, so möchte sie in dieses Gefühl immer wieder zurück. Probieren Sie es aus, es ist wirklich erstaunlich.

Wenn wir wieder lernen, auf unseren Körper zu hören, so zeigt er uns ganz genau, was er braucht.

Das Herausarbeiten von Blockierungen in der Brustwirbelsäule

Zunächst noch normal stehend, brauchen wir zuerst wieder ein Gefühl für unsere individuelle Blockade. Legen Sie dafür die Hand auf die Wirbelsäule und versuchen Sie die Vertiefung zu erspüren.

Vielleicht bekommen Sie sogar einen leichten Schreck, weil Sie gar nicht wussten, dass Sie dort eine solche Vertiefung haben, es kann schon bis zu 1,5 cm tief Richtung Körperinnenseite gehen. Dem können Sie mit der folgenden Übung entgegenwirken.

Vorübung bei Brustwirbelsäulen (BWS)-Problemen
Erkunden Sie zunächst mit der Hand die eigene Wirbelsäule in diesem Bereich. Wo genau sitzt das Hohlkreuz? Haben Sie es zuvor schon einmal wahrgenommen? Macht es Ihnen gar Beschwerden?

Im Unterschied zu einer Hyperlordose der Lendenwirbelsäule macht ein Hohlkreuz der Brustwirbelsäule oftmals erst viel später Beschwerden.

Sitzt das Hohlkreuz im Lendenwirbelbereich, wird durch die entstandene Belastung auf den Bandscheiben öfters der Ischias-Nerv gereizt oder sogar geklemmt. Dies ist durch den entstehenden Schmerz eine sehr schnell wahrnehmbare Beeinträchtigung.

Handelt es sich um ein Hohlkreuz im Brustwirbelbereich, werden genauso Nerven gereizt oder geklemmt, doch diese betreffen dann, wie wir im 4. Kapitel auf Seite 57 gesehen haben, die inneren Organe, und dieser Bezug fehlt vielen Menschen. Sie lassen die organischen Beschwerden bei den entsprechenden Fachärzten behandeln und sehen die Verbindung zur Wirbelsäule nicht.

Um das Hohlkreuz in der Brustwirbelsäule herauszunehmen, untersuchen Sie zunächst die Beweglichkeit der Wirbel in diesem Bereich: Kann ich dieses Hohlkreuz ausgleichen, wenn ich versuche die Wirbel von diesem Punkt aus an eine Wand zu pressen? Gelingt es mir? Sind meine Rückenmuskeln schon zu dieser Dehnung fähig?

Die Übung „Mit dem Rücken zur Wand" ist eine wunderbare Möglichkeit, die eigenen Wirbel zunächst einmal wieder zu spüren, gerade bei einer Hyperlordose der Brustwirbelsäule.

Das Fühlen und somit Bewusstmachen ist hier äußerst wichtig. Denn nur durch das Bewusstwerden kann eine Veränderung eingeleitet werden. Gelingt es Ihnen, die Wirbel an der entsprechenden Stelle an der Wand zu spüren, stellen Sie vermutlich fest, dass Sie aus dieser Bewegung heraus leicht in die Knie und somit wie von selbst in den Reiterstand gekommen sind.

Um eine Dehnung der Muskulatur im mittleren Brustwirbelsäulenbereich aufzubauen, muss ab dieser Stelle an der Wirbelsäule (meist zwischen dem vierten und achten Brustwirbel) ein muskulärer Zug nach unten bis zum Steißbein hin erfolgen und ein Zug nach oben bis hin zum höchsten Punkt des Kopfes.

Der Zug nach unten hin sollte schließlich bis zum Steißbein fortgesetzt werden, dadurch richtet sich das Becken auf. Der Zug nach oben schließt das Begradigen der Halswirbelsäule mit ein, die in den meisten Fällen bei einem Hohlkreuz im Bereich der Brustwirbelsäule auch eine Fehlhaltung aufweist. Meist zeigt sich hier gleichzeitig der so genannte Lordose-Knick.

Den muskulären Zug an der Brustwirbelsäule in beide Richtungen sollten Sie nun auch fern der Wand ausprobieren, im freien Stehen. Die Herausforderung ist es, diese muskuläre Anstrengung auszuhalten. Am besten ist es, dies jeden Tag zu üben und jeden Tag die Muskeldehnung ein wenig länger aufrecht zu erhalten. Die Wirbel werden dadurch in ihre neue und bessere Stellung gebracht und Ihr allgemeines Wohlbefinden wird es Ihnen danken.

Dieser Bereich an der Brustwirbelsäule wird der Leber, der Galle, dem Magen und der Milz zugeordnet. Aus dem 6. Kapitel wissen wir bereits, dass hierbei die Themen unterdrückte Wut und übertriebenes Mitgefühl eine Rolle spielen können, oftmals gerade bei Frauen.

Für das dauerhafte Herausarbeiten von Blockierungen in der Brustwirbelsäule gehen Sie in der folgenden Übung zunächst genauso vor wie bei Blockierungen in der Lendenwirbelsäule (s. Seite 120/121), Sie beginnen mit dem Bogenstand.

1. Schritt: Das individuelle Sinken bei Brustwirbelsäulen (BWS)-Problemen

Haben Sie bei der Einnahme des Bogenstands die Intention, Ihr Hohlkreuz in der **Brustwirbelsäule** auszugleichen, müssen Sie im Sinken nun anders vorgehen als bei der Korrektur eines Hohlkreuzes in der Lendenwirbelsäule.

Stehen Sie, wie im vorhergehenden Kapitel beschrieben, im Bogenstand, so ziehen Sie zum Sinken **ab der Blockierung die Wirbel-**

säule leicht nach hinten und ab dem Ort der Blockade nach unten, damit sich das Becken gut aufrichtet. Ebenfalls ausgehend von der Blockierung ziehen Sie die Wirbelsäule weiter nach oben bis über den Hinterkopf an den höchsten Punkt des Kopfes. Es fühlt sich an, als würde ab der Stelle der Wirbelfehlstellung gleichzeitig ein Zug nach hinten, unten und oben ausgeführt werden, so, als ob sich etwas öffnet. Diese Dehnung versuchen Sie nun zu halten.

2. Schritt: Das richtige Zurücksitzen

Geben Sie nun Ihre ganze Aufmerksamkeit an die Stelle der Blockierung und ziehen Ihre Wirbelsäule von diesem Ort aus nach hinten. Das Körpergewicht nehmen Sie mit auf das hintere Bein, bis Sie das Gewicht auch auf der hinteren Ferse spüren. Fühlen Sie die starke

Brustwirbelsäulen-Probleme

Stehen im Bogenstand bei Problemen im BWS-Bereich

Schritt 1: **Sinken in den Bogenstand**

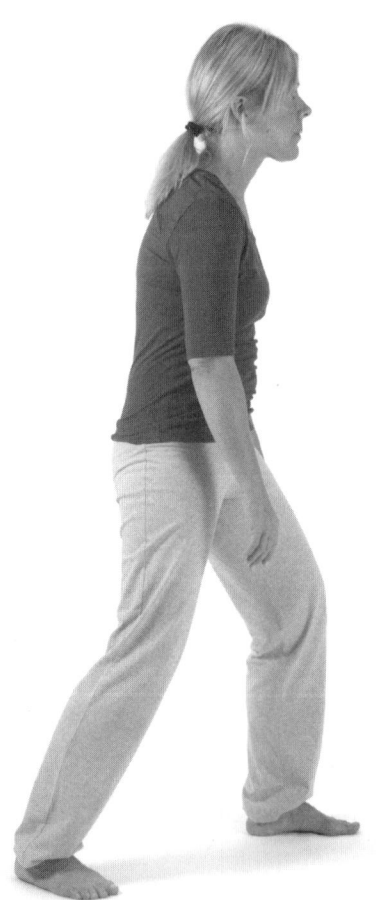
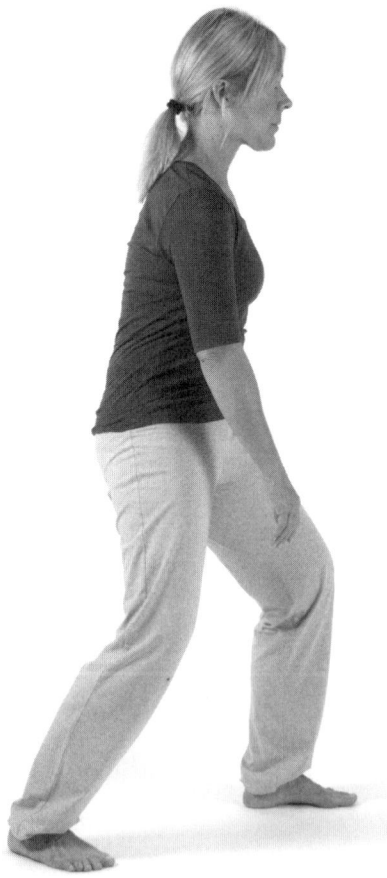

Muskeldehnung im Rücken, welche die Wirbelkörper für diesen Moment des Zurücksitzens stark nach hinten zieht und somit aus ihrer Blockierung befreit.

Schieben Sie dann den Körper auf gleichbleibender Höhe wieder nach vorne. Beim Zurücksitzen richtet sich Ihr Becken auf und der Po wird nach unten gezogen. Beim Nachvornekommen erlösen Sie die Dehnung etwas, ohne jedoch wieder in die alte Haltung zu fallen.

Bei Blockierungen in der Brustwirbelsäule ist besonders auch noch darauf zu achten, wie sich währenddessen Ihre Kopfhaltung verändert. Bei Blockaden in der Brustwirbelsäule ist oft auch gleichzeitig eine Blockierung der Halswirbelsäule zu beobachten. Meist ist hier der Bereich um den 7. Halswirbel herum verspannt, verdickt und der Kopf wird zu weit vorne getragen.

Schritt 2: **Zurücksitzen im Bogenstand**

Nach-vorne-Kommen und das Nachspüren

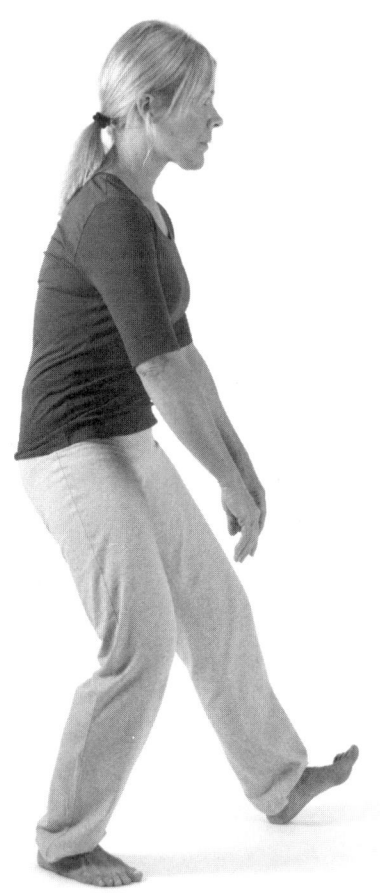
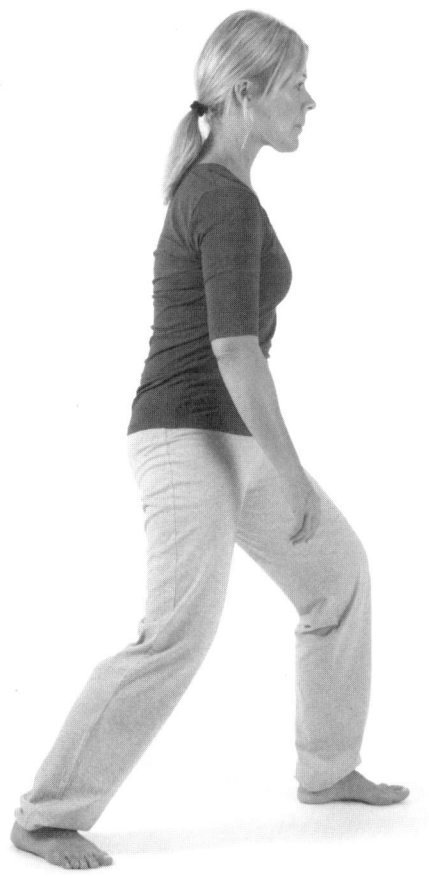

Vielleicht schaffen Sie es nach einer Weile des Übens, auf beide Bereiche gleichermaßen zu achten: auf die Blockierung in der Brustwirbelsäule und auf die Blockierung in der Halswirbelsäule.

Das sieht dann so aus:

Ausgehend von einem guten Bogenstand beginnen Sie zuerst von der Brustwirbelfehlstellung aus den Körper zurückzuziehen. Beobachten Sie währenddessen, wie sich diese Streckung der Wirbelsäule nach oben hin fortsetzt, und nehmen diesen Zug, um ihn bis ganz nach oben hin weiterzuleiten. Der Hinterkopf wird dann von der Halswirbelsäule aus nach oben gebracht und Sie kommen sicher zunächst in ein Doppelkinn, weil Sie es am Anfang noch nicht schaffen, gleichzeitig die Verspannungen im Schulterbereich zu lösen. Drücken Sie so mit kontrollierter Kraft gegen die Halswirbelsäule und gegen die Schulterverspannungen nach hinten, den Brustkorb halten Sie gleichzeitig gesenkt.

Dies ist eine sehr gute Übung, um dauerhaft zu lernen, den Kopf wieder gerade zu tragen, Schulterverspannungen zu begegnen und eine Blockierung aus der Halswirbelsäule gleichzeitig mit einer Brustwirbelsäulen-Blockade herauszuarbeiten.

Bei dieser Übung verbinden Sie ebenfalls die Zurück- und Vorwärtsbewegung des Körpers mit dem Atem und üben zu jeder Seite fünf Mal.

3. Schritt: Das Nach-vorne-Kommen und das Nachspüren

Bleiben Sie nach der Übung einige Minuten still stehen und spüren Sie wie bei der vorherigen Übung beschrieben nach.

Hintergrundinformation

Auch hier ist das Einarbeiten der vorhergehend beschriebenen Details sehr wichtig, um eine gute Körperstatik während der Bewegungen sicherzustellen und das Bewusstsein immer mehr auf den eigenen Körper zu richten. Nur so haben wir die Chance, unseren Körper, unsere Haltung und unsere Atmung kennenzulernen und auch im Alltag im Auge zu behalten.

Das Hinfühlen im stillen Stehen nach den Übungen ist sehr wichtig, um dem Körper Zeit zu geben, auf die neuen Bewegungs- und Haltungsimpulse zu reagieren. Wir werden Wärme durch den Körper strömen fühlen können, da die Dehnung des Psoas-Muskels während der Bewegungsausführung im Bogenstand generell die Durchblutung der Muskulatur anregt. Vielleicht spüren Sie auch einen vermehrten Fluss von Lebensenergie, auf jeden Fall aber spüren Sie, dass Sie im entsprechenden Wirbelbereich ein ordentliches Training hatten, das am nächsten Tag sogar Muskelkater hervorrufen kann.

Bei all den vorgestellten Übungen kann es Veränderungsbeschwerden geben, die sich allerdings nicht in Schmerzen äußern sollten, sondern lediglich in einem durchaus starken Dehnungsgefühl. Zu Schmerzen kann es bei diesen Übungen nicht kommen, wir befreien den Körper ja und bringen ihn nicht zusätzlich in irgendwelche Verklemmungen.

Der generelle Vorteil all dieser Übungen im Bogenstand ist, dass über die spezielle Beinstellung der Psoasmuskel stark miteinbezogen wird. Dieser Muskel verbindet die Beine mit dem Becken und mit der Wirbelsäule, wird so sehr gut trainiert und wirkt somit haltungsstabilisierend.

Das Herausarbeiten von Blockierungen in der Halswirbelsäule

Haben Sie eine Blockierung in der Halswirbelsäule, so können Sie mit der folgenden Übung auch diese nach und nach dauerhaft ausgleichen.

Meiner Einschätzung nach wird in Zukunft die Halswirbelsäulenproblematik noch rapide ansteigen. Vor allen Dingen bei vielen jungen Menschen, auch bedingt durch die trendige, sehr seltsame Angewohnheit, dauerhaft und überall mit gesenktem Kopf auf das Handy zu blicken. Dieser ungesunde Trend hat sogar schon einen neuen Begriff ins Leben gerufen: den so genannten iPod-Hals.

Ist man es erst einmal gewohnt, dauerhaft mit gesenktem Kopf nach unten zu blicken, so richtet man den Kopf schließlich irgendwann nicht mehr von der Halswirbelsäule aus auf, sondern legt ihn einfach in den Nacken, wenn man geradeaus blicken möchte. Dies wiederum forciert diese Blockierung immer wieder, bis sie sich verfestigt hat.

Doch es gibt auch hier eine Möglichkeit, etwas zu tun, bevor man sich irgendwann gar einer Operation unterziehen muss. Achtsamkeit im Alltag und folgende Übung können helfen.

Wenn der Kopf beispielsweise durch eine sitzende Tätigkeit ständig nach vorne getragen wird, muss die Muskulatur rund um den 7. Halswirbel unter Daueranspannung den Kopf sozusagen halten. Dies bildet mit der Zeit einen kleinen Buckel rund um den 7. Halswirbel aus und führt gleichzeitig zum so genannten Lordose-Knick an der Halswirbelsäule. Die Halswirbelsäule ist an dieser Stelle blockiert, die Nerven werden durch die zusammengepressten Bandscheiben gereizt, Schwindel, Seh- und Hörstörungen können auftreten. In dieser Haltung ist der Kopf nicht mehr sehr weit zur Seite drehbar, und da eine Kopfdrehung zur Seite in solch einer Wirbelposition die Bandscheiben zusätzlich dauerhaft abnutzt, ist jede einzelne Drehung des Kopfes zunächst unmerklich eine Belastung für die an dieser Stelle sehr dünnen Bandscheiben.

Im Tai Chi Chuan sollten wir generell die Halswirbelsäule aufrichten und uns am höchsten Punkt des Kopfes einen Zug nach oben vor-

Halswirbelsäulen-Probleme

Stehen im Bogenstand bei Problemen im HWS-Bereich

Schritt 1: **Sinken in den Bogenstand**

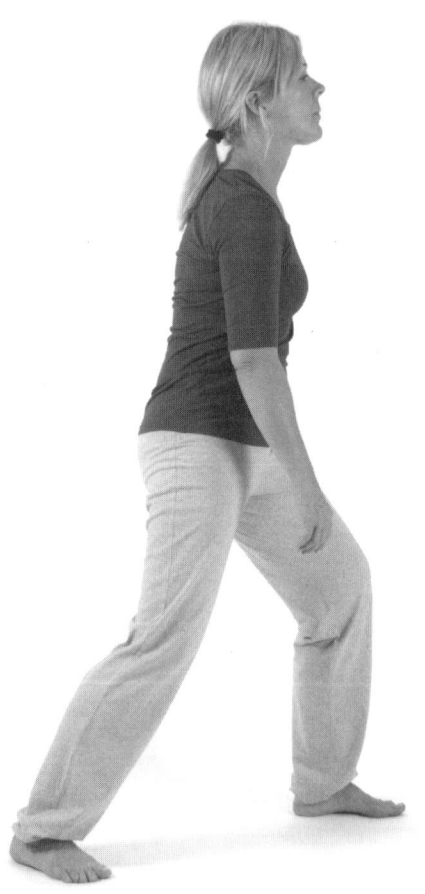
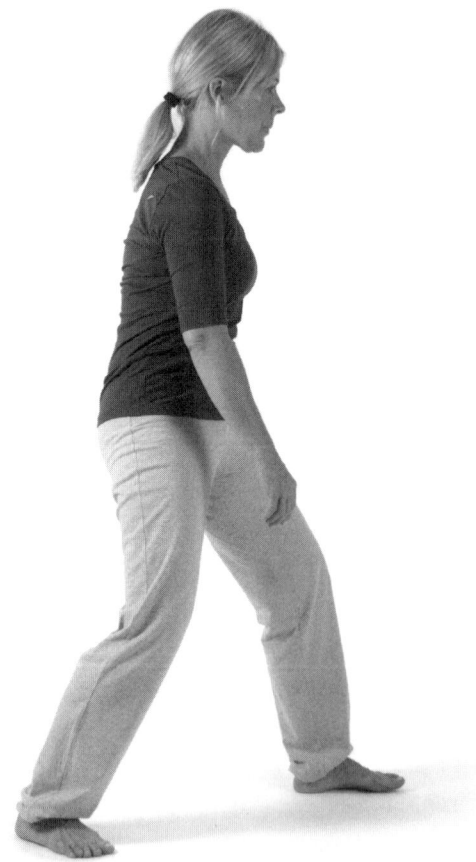

stellen. Doch was ist, wenn bei einem Menschen die Halswirbelsäule schon über lange Zeit eine derartige Blockade aufweist?

Der **Bewegungsbeginn** ist auch hier entscheidend!

ÜBUNG

Der Bewegungsbeginn des Sinkens in den Bogenstand sollte bei dieser Thematik unbedingt an der Halswirbelsäule liegen.
Stellen Sie sich wieder wie in den vorhergehenden Kapiteln beschrieben in den Bogenstand.

Schritt 2: **Zurücksitzen im Bogenstand**

Nach-vorne-Kommen und das Nachspüren

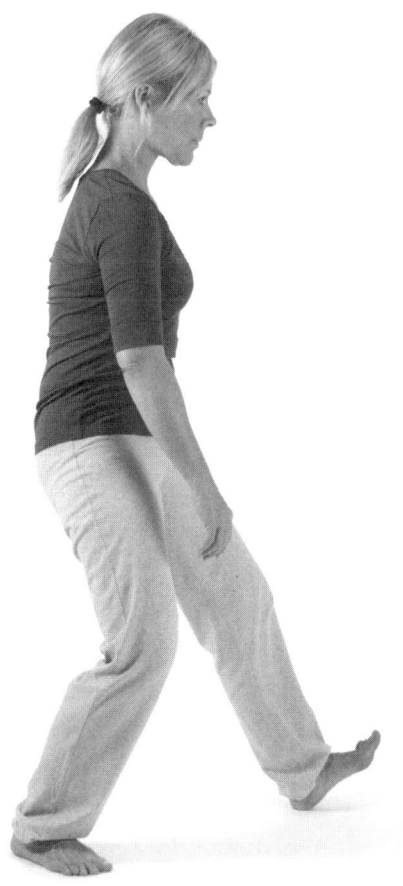
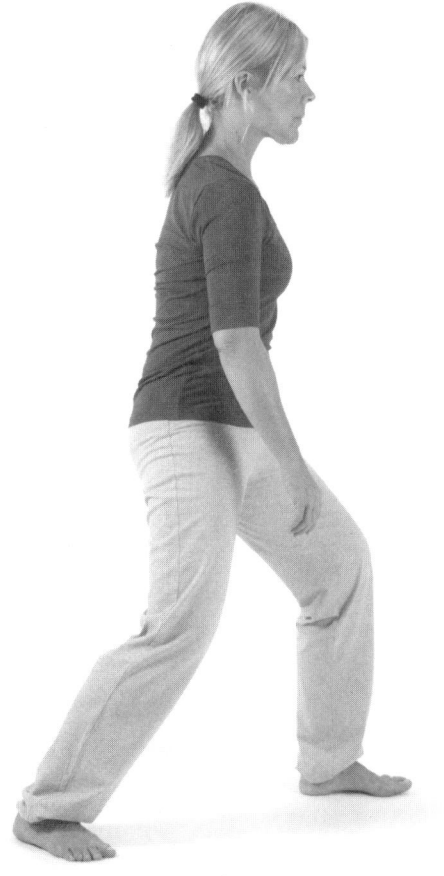

1. Schritt: Das individuelle Sinken bei Halswirbelsäulen (HWS)-Problemen

Geben Sie nun **ab der Blockade an der Halswirbelsäule** einen Zug an der Wirbelsäule entlang nach unten, so lange bis sich Ihr Becken aufrichtet, und ab der Blockierung aufwärts einen Zug Richtung Scheitelpunkt am Kopf, dem hinteren, höchsten Punkt des Kopfes. Hierdurch wird die Halswirbelsäule gestreckt, das Kinn leicht abgesenkt und der Körper aufgerichtet bei gleichzeitigem leichtem Sinken in die Knie.

Besteht die Blockade schon lange, dann ist es für die Muskulatur eine schwere Arbeit, die Wirbel zu richten, doch mit der Zeit gewöhnen sich die Muskeln daran und strecken sich wieder. Wichtig ist, diesen Zug auch im Alltag immer wieder herzustellen, vor allem im Sitzen und im Stehen. In dieser Kopfhaltung wird das Drehen des Kopfes leicht und frei, Sie können den Kopf wieder viel weiter nach rechts und links drehen.

2. Schritt: Das richtige Zurücksitzen

Haben Sie das Gewicht jetzt wieder zu 70 % auf das vordere und zu 30 % auf das hintere Bein verteilt, so beginnen Sie nun das Zurücksitzen mit Fokus auf der Halswirbelsäulenblockierung.

Sie können sich vorstellen, dass dort ein Saugnapf befestigt ist, der Ihren Körper genau von der Stelle aus nach hinten zieht, bis das ganze Gewicht auf dem hinteren Bein ist. Der Hinterkopf wird dadurch nach oben gebracht, das Kinn leicht nach unten und die Halswirbelsäule wird gedehnt. Sie atmen auch hier beim Zurücksitzen ein und beim Nachvornekommen aus.

Machen Sie die Übung auf jeder Seite fünf Mal und achten Sie darauf, den Blick immer geradeaus zu halten. Das ist gar nicht so einfach, denn Sie werden feststellen, dass, sobald Sie den Körper von der Halswirbelsäule aus nach hinten gezogen haben, nicht nur das Kinn leicht nach unten kommt, sondern auch der Blick sich senkt.

Das ist die Herausforderung: Den Blick geradeaus zu nehmen, obwohl der Kopf vorne leicht nach unten kommt.

So trainieren Sie die Augen und regen dort die Muskulatur und einen guten Qi-Fluss an – Sie müssen die Augen wieder bewusst öffnen, sehen bewusster. Bei Brillenträgern habe ich schon festgestellt, dass wie in den anderen Übungen auch genau in diesem kostbaren Moment der obere Brillenrand das Geradeaussehen blockiert. Es empfiehlt sich, die Brille für die Übung abzunehmen oder sich generell eine größere Brille machen zu lassen.

3. Schritt: Das Nach-vorne-Kommen und das Nachspüren
Bleiben Sie nach der Übung einige Minuten still stehen und spüren Sie wie bei den vorherigen Übungen beschrieben nach.

Hintergrundinformation
Während der Kopf im Nacken liegt, sollte man ihn übrigens nicht zur Seite drehen. Dies belastet die relativ dünnen Bandscheiben an der Halswirbelsäule im Laufe der Zeit noch zusätzlich. Besser ist es, immer erst den Kopf von der Halswirbelsäule aus von hinten aufzurichten und dann in die Drehung zu gehen. So drehen sich die Hals- und Brustwirbelsäule gemeinsam und bewegen den Kopf zur Seite. Auf diese Art kann man viel weiter über die Schulter blicken.

Dies zu beachten empfiehlt sich auch für Männer beim allmorgendlichen Rasieren. Eine gesunde Aufrichtung des Kopfes geschieht immer von hinten, oder bei einer gesunden Wirbelsäule von der Kopfmitte aus.

Wenn wir bei dieser Übung wie bei den vorhergehenden auch die Details langsam einarbeiten, auf die wir achten sollten, um ein gutes Trainingsergebnis zu erzielen, so trainieren wir nicht nur die Muskulatur der Halswirbelsäule, sondern den ganzen Körper. Wir bekommen wieder ein gutes Gefühl für Körperaufrichtung, Entspanntheit im Stehen, Gehen und Sitzen und dadurch mehr Kraft, Sicherheit und Wohlbefinden.

Korrektur eines Flachrückens

Der Flachrücken ist oft das Ergebnis von jahre- wenn nicht jahrzehntelanger Disziplinierung oder Selbstdisziplin, der Umsetzung von falschen Haltungsempfehlungen oder das Ergebnis einer Turner- oder Ballettkarriere. Der Brustkorb ist leicht angehoben, die Schulterblätter stehen hinten heraus (Flügelschultern), das Kinn wird etwas erhöht getragen. Hier ist es vor allen Dingen wichtig zu lernen, sich auch ab und zu einmal wieder hängen zu lassen, nicht alles so genau zu nehmen und mehr an sich selbst zu denken.

Auch in dieser Fehlhaltung greift die aus dem Tai Chi Chuan entwickelte Übung wunderbar. Wir können lernen, runder zu werden, und dies als eine echte Wohltat erleben. Endlich müssen wir uns einmal nicht mehr so sehr zusammenreißen, können uns auch einmal fallen lassen und uns in diesem Fallenlassen auch gehalten fühlen.

ÜBUNG

Flachrücken-Korrektur

Stehen im Bogenstand bei Flügelschultern

Schritt 1: **Sinken in den Bogenstand**

1. Schritt: Das richtige Sinken bei einem Flachrücken/Flügelschultern

Nehmen Sie wieder den Bogenstand ein wie auf Seite 120/121 beschrieben. Das nachfolgende Sinken in den Bogenstand ergibt sich bei einem Flachrücken folgendermaßen:

Ausgehend von dem Ort zwischen den Schulterblättern lassen Sie Ihren Rücken von oben nach unten ganz rund werden, bis

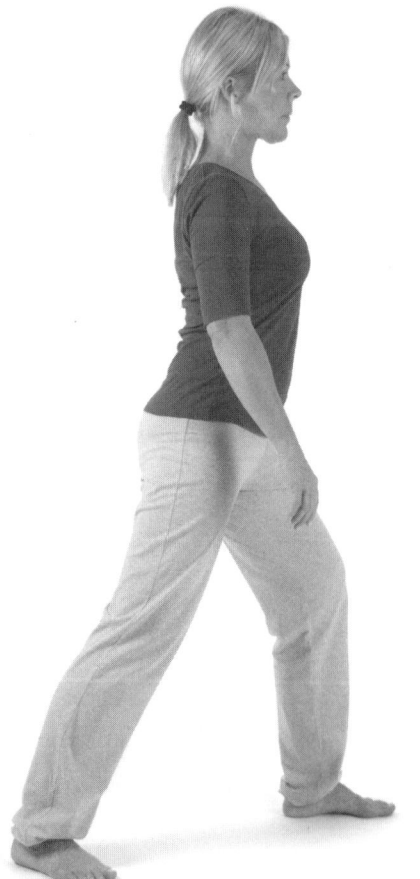
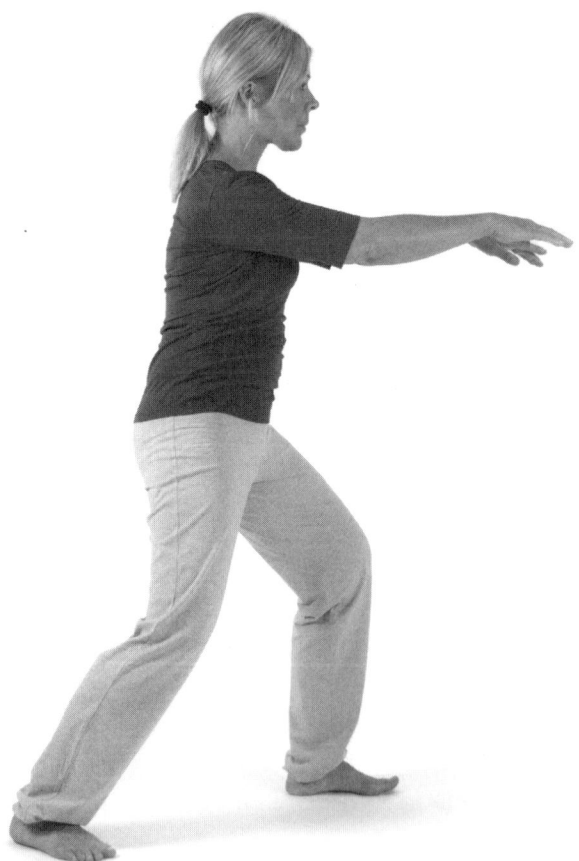

sich auch Ihre Lendenwirbelsäule nicht mehr im Hohlkreuz befindet und Ihr Becken sich gut aufgerichtet hat. Die Aufrichtung des Beckens bewirkt schließlich das leichte Sinken in die Knie. So sind Sie im Bogenstand gut ausgerichtet, auch wenn sich Ihr Rücken für Sie zunächst sehr rund anfühlt.

2. Schritt: Das richtige Zurücksitzen
Jetzt müssen Sie in dieser Übung erstmals die Arme involvieren, da Sie nur so den Ort zwischen den Schulterblättern gut erreichen und bearbeiten können.

Stehen Sie nun zu 70% und zu 30% mit Ihrem Gewicht gut verteilt, so heben Sie die Hände mit nach unten zeigenden Handflächen vor dem Körper nach oben, bis Schulter und Handgelenke etwa eine Linie bilden. Die Schulterblätter sollten sich hierbei leicht auseinanderziehen und dürfen nicht nach oben rutschen. Sie müssen nun sehr darauf achten, die Ellbogen hängen zu lassen, damit sich durch

Schritt 2: **Zurücksitzen im Bogenstand**

Nach-vorne-Kommen und das Nachspüren

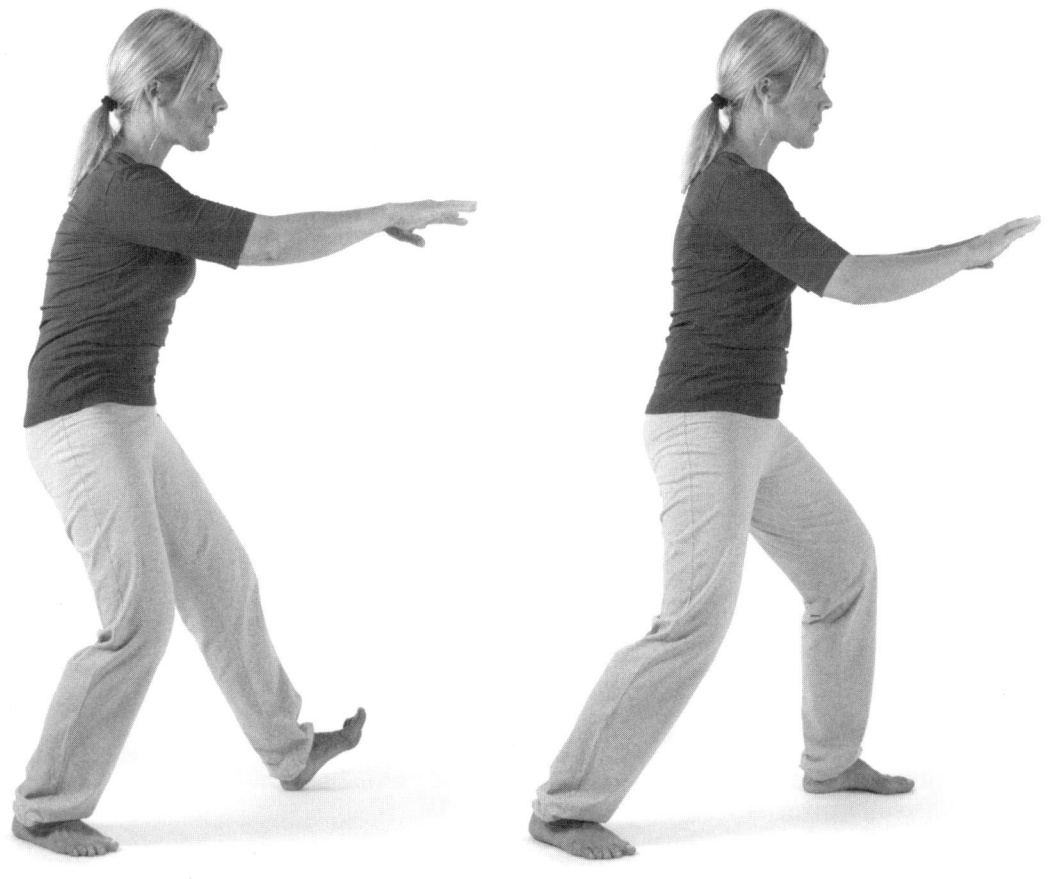

ein eventuelles Anheben der Ellbogen nicht die Schulterblätter auch wieder mit anheben.

Wenn Sie nun zurücksitzen, beginnen Sie diese Bewegung von dem Ort zwischen den Schulterblättern aus. Lassen Sie den oberen Rücken ganz rund werden und ziehen Sie den Körper auf gleichbleibender Höhe kräftig nach hinten, bis Sie die Dehnung im oberen Rücken fühlen. Spannen Sie an der Wirbelsäule einen Bogen. Die Arme strecken Sie währenddessen leicht nach vorne, so als wollten Sie etwas vor sich Liegendes erreichen. Achten Sie darauf, dass sich die Schulterblätter hinten dabei nicht mit nach oben ziehen und sich die Ellbogen weiterhin schwer anfühlen. Das zeitgleiche Einatmen beim Zurücksitzen zieht den Schwerpunkt und die Kraft gut in den Unterbauch, so dass der Brustkorb entlastet wird.

Die Kräftigung des unteren Rückens zum dortigen zeitgleichen Ausgleich des Hohlkreuzes im Lendenwirbelsäulenbereich ergibt sich durch das gute Stehen im Bogenstand bei gehaltenem Becken auch über die Kräftigung des Psoasmuskels.

Sie sollten sich durch das Einsinken des Brustkorbs nicht verunsichern lassen. Viele Menschen, die diese Fehlhaltung aufweisen, kommen zunächst mit dem neuen runden Gefühl ganz schwer zurecht. Sie meinen ja, sie hätten eben in der Vergangenheit gerade alles getan, um aufrecht zu werden, und würden dies nun verlieren. Im Vergleich zur vorherigen Haltung fühlt sich der Rücken nun natürlich sehr rund an. Doch dieses Gefühl ist überdimensioniert. Etwa so, wie wenn wir aus einem Zahn eine Füllung verlieren und mit der Zunge ein riesiges Loch erfühlen, das eigentlich gar nicht so riesig ist. Es ist ratsam, einfach erst einmal darauf zu vertrauen, dass auf diese neue Weise alles in Ordnung kommen wird.

Ein Üben seitlich vor dem Spiegel kann uns bei diesem Vertrauen helfen, da wir hier gut sehen können, dass wir gar nicht rund sind, sondern dass die Wirbelsäule in eine natürliche und weiche leichte Rundung gekommen ist und ihre ungünstige stockähnliche Aufrichtung verloren hat.

Beim erneuten Nachvornekommen in den Bogenstand lösen Sie den entstandenen Zug an den Armen etwas. Wiederholen Sie diese Übung auf jeder Seite fünf Mal.

3. Schritt: Das Nach-vorne-Kommen und das Nachspüren
Nach der Übung ist es auch hier wieder gut, erst einmal still zu stehen. Fühlen Sie mit geschlossenen Augen einmal zu dem Ort zwischen den Schulterblättern. Dieser Ort wird in der TCM auch der Ort genannt, an dem „alle Übel zusammenfließen". Dies ist unser Stressort im Körper. Durch gehaltene Flügelschultern blockieren wir immer wieder diesen Bereich und können so Stress aus unserem Körper nur schwer erlösen. Nach dieser Übung werden Sie feststellen, dass Sie dort ein Kribbeln und ganz viel Wärme fühlen, so als würde jemand seine Hand dort hinlegen. Es ist eine einzige Wohltat, endlich können wir loslassen.

Wenn Sie im Alltag darauf achten, den Brustkorb zu senken, das Kinn bei gleichzeitiger Aufrichtung des Kopfes von hinten etwas nach unten zu nehmen und die Schultern rund zu machen, so können Sie den Erfolg dieser Übung sehr gut unterstützen.

Korrektur eines Rundrückens

Einem Rundrücken ist wie allen Haltungsschäden ein über Jahre schleichender Prozess vorausgegangen. Besteht der Rundrücken schon sehr lange, dann ist die Beweglichkeit der Wirbelsäule dadurch stark eingeschränkt. Manchmal sind die Wirbelkörper schon so stark keilförmig abgenutzt, dass sie sich nur noch schwer in eine andere Position bringen lassen.

Es ist nicht einfach, manchmal gar unmöglich, dort eine Veränderung oder Aufrichtung zu erwirken. Doch versuchen können wir es. Wir geben damit immerhin unserem Körper den neuen Bewegungsauftrag und den Impuls zur Veränderung.

Hier kommt es darauf an, wie lange die Fehlhaltung schon besteht. Je früher Sie etwas tun, umso einfacher lässt sich etwas bewirken. In dieser Übung sollten wir bewusst etwas machen, das im Tai Chi Chuan üblicherweise als ein sogenannter „Anfängerfehler" eingestuft wird: das „Anlehnen".

ÜBUNG

1. Schritt: Das individuelle Sinken bei einer Hyperkyphose der Brustwirbelsäule (Rundrücken)
Sind die Wirbelkörper der Brustwirbelsäule noch nicht durch eine langandauernde Fehlhaltung keilförmig abgenutzt, kann die hier vor-

gestellte Übung auch im Falle eines Rundrückens kleine Wunder bewirken.

Ist im normalen Stehen an Ihrer Brustwirbelsäule ein Rundrücken zu beobachten, sollten Sie sich vorstellen, Sie würden den oberen Rücken flach an eine Wand pressen wollen, ausgehend vom Brustkorb, der sich hierdurch weitet. Den entstandenen Druck an der Wirbelsäule leiten Sie nun weiter nach unten und unten nach vorne, um das Becken auch noch mit aufzurichten. So können Sie gut in den Bogenstand sinken.

Am Anfang mag dies sehr anstrengend sein, doch auch hier können Sie durch ausdauerndes Üben und durch Achtsamkeit im Alltag einiges bewirken. Die Atmung kann sich wieder vertiefen, das Lungenvolumen vergrößert sich und Sie fühlen sich wieder freier, unbeschwerter und leichter.

Rundrücken-Korrektur

Stehen im Bogenstand bei Rundrücken

Schritt 1: **Sinken in den Bogenstand**

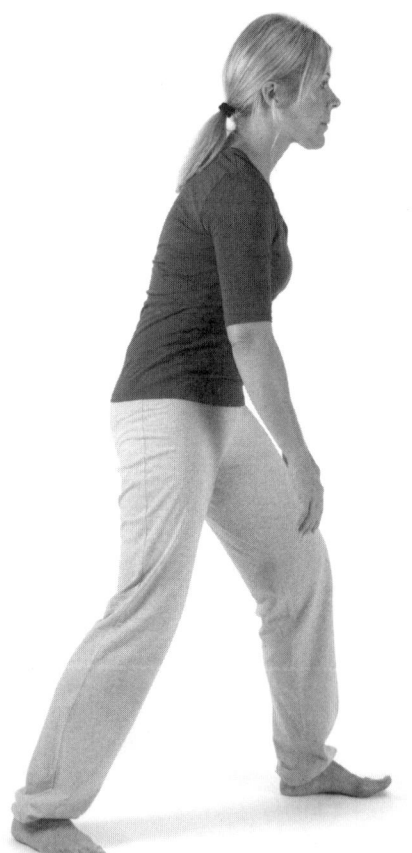 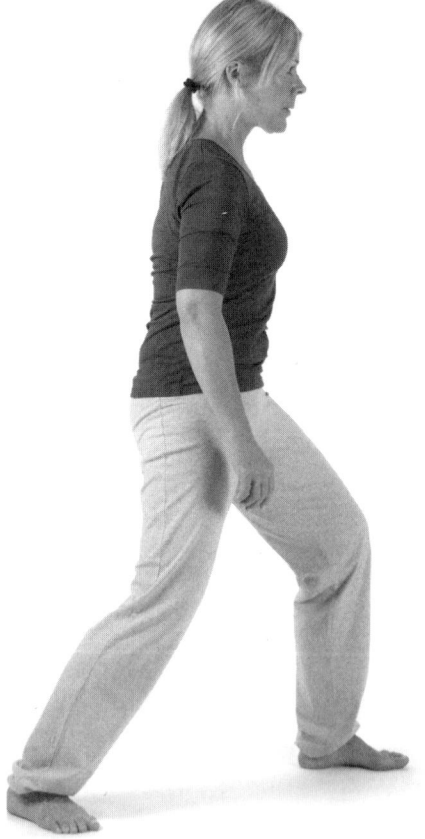

2. Schritt: Das richtige Zurücksitzen

Auf diese Weise in den Bogenstand gekommen, lassen Sie nun die Arme locker seitlich am Körper hängen und beginnen das Zurücksitzen mit Fokus auf dem Brustkorb. Da in einem bestehenden Rundrücken der Brustkorb stets zu weit eingesunken ist, versuchen Sie nun den Rücken über den Brustkorb aufzurichten. **Ziehen Sie den Brustkorb beim Zurücksitzen vorne nach oben** soweit Sie können und stellen Sie sich vor, Sie wollten sich mit dem oberen Rücken an einer Wand anlehnen. Mit dem Gewicht auf dem hinteren Bein angekommen, überprüfen Sie durch achtsames Hinfühlen auch noch die Lenden- und Halswirbelsäule.

Die Fehlhaltungskorrektur eines Rundrückens ist der einzige Fall, in dem Sie den Rücken mit Fokus auf die Körpervorderseite wieder

Schritt 2: **Zurücksitzen im Bogenstand**

Nach-vorne-Kommen und das Nachspüren

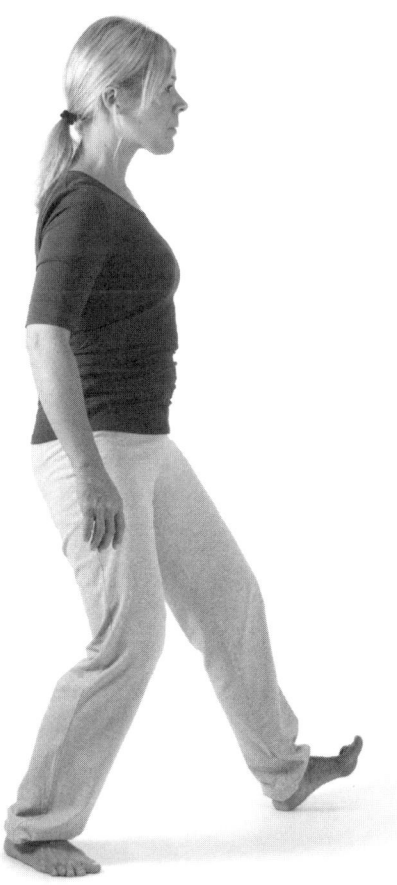
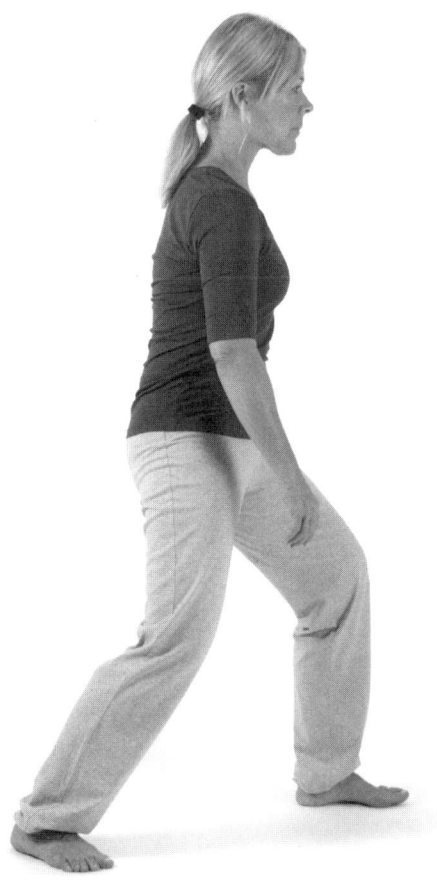

aufzurichten versuchen sollten. In allen anderen Fällen gelingt die wirkliche Aufrichtung nur von hinten! Dies wird oft nicht beachtet, ist aber äußerst bedeutsam, denn auch hier ist der Bewegungsbeginn, die Intention der Bewegung entscheidend.

Beim neuerlichen Nachvornekommen des Körpers versuchen Sie nun in der Gewichtsverlagerung diese Aufrichtung zu halten und sich vom Becken aus zu bewegen. Sie können sich vorstellen, an einem unsichtbaren Faden oben am Kopf gehalten zu sein, dann haben Sie das Gefühl, in dieser Haltung unterstützt zu werden, und können innerlich trotz der Anstrengung ein wenig loslassen und leichter atmen.

Bei jedem Zurücksitzen stellen Sie sich vor, Ihr Oberkörper möchte sich vom Brustkorb ausgehend hinten flach an eine Wand pressen, beim Nachvornekommen versuchen Sie dieses Gefühl zu halten. So kommt eine kräftige Dehnung auf den Oberkörper, auf den Brustkorb und den Rücken.

3. Schritt: Das Nach-vorne-Kommen und das Nachspüren
Wiederholen Sie die Übung fünf Mal auf jeder Seite und bleiben Sie anschließend einige Minuten zum Nachspüren und Nachwirken still stehen.

X-Beine, O-Beine, durchgedrückte Knie, Hallux Valgus, Plattfüße

Die Veränderung von Bein- und Fußfehlstellungen ergibt sich bei den hier vorgestellten Übungen zur Fehlhaltungskorrektur gewissermaßen nebenbei, so wie in der Praxis des Tai Chi Chuan und Qi Gong auch.

Wir haben gesehen, dass alles im Körper zusammenspielt. Wir können unsere Beine nicht getrennt von unserem Rücken sehen, auch nicht unseren Kopf, die Arme und das Becken. Verändern wir die Wirbelsäulen- und Beckenstellung, so verändern wir gleichzeitig immer auch die Bein- und Fußstellung, und umgekehrt. Für eine dauerhafte Änderung im Körper ist allerdings das Training sehr wichtig. Die Muskulatur nimmt erst nach einer Weile den neuen Bewegungsauftrag an.

Bei allen Übungen werden die Beine und Füße sehr stark mittrainiert, bei Beachtung aller Details werden sie sozusagen „gezwungen", in eine gute Statik zu kommen, das ist das Gute.

Kommen wir nach den Übungen wieder in unsere alte Haltung zurück, so meldet uns unser Körper vielleicht erstmals: „So wie du eigentlich stehst, so fühlt es sich gar nicht gut an, mir schmerzt so das Knie, die Hüfte, der Rücken", auch wenn wir vorher vielleicht noch gar keine Beschwerden hatten.

Unser Körper wird es uns wirklich danken, wenn wir für ihn in diese Anstrengungen gehen, denn er trägt uns durchs Leben, er ist die Heimat unserer Seele, in ihm wandeln wir auf dieser Welt. Wenn wir unseren Körper achten, so achten wir uns selbst, und lernen dadurch, das Geschenk unseres Lebens freudig anzunehmen.

Im nächsten Kapitel werden wir sehen, dass das Herausarbeiten von Fehlhaltungen während der Tai Chi Chuan-Praxis einen wesentlichen Teil der förderlichen Wirkung ausmacht, die diese Bewegungskunst auf die Gesundheit des Praktizierenden haben kann. Da dies ein sehr bedeutungsvoller, aber oftmals noch unbekannter Faktor in dieser Körperarbeit ist, möchte ich ihn auch den Menschen vorstellen, die kein Tai Chi Chuan praktizieren. Im folgenden Kapitel finden Sie deshalb – auch als Nichtpraktizierender – als Ergänzung zu meiner bisher meist aus physischer Sicht beleuchteten Körperhaltungskorrektur die energetische Erklärung von Bewegungsdetails aus Sicht der chinesischen Meridian- und Energielehre. So möchte ich auch eine Brücke bauen zum 6. Kapitel, *Äußere Haltung als Spiegel der inneren Haltung* ab Seite 77. Damit Sie besser verstehen, dass es bei all den vorgestellten Haltungskorrekturen auch immer wieder um eines geht: um das Fließen unserer Lebensenergie, damit wir schmerzfrei, gesund, ausgeglichen und in unserer Kraft sein können.

THEORIETEIL

Kapitel 9

Integration optimierter Bewegungsdetails in komplexen Bewegungsabläufen am Beispiel der Tai Chi Chuan-Bewegungen

Nun gehen stehen und sitzen wir aber nicht nur, sondern bewegen uns im Alltag und im Sport sehr komplex.

Im letzten Kapitel möchte ich Ihnen die bisher vorgestellten Feinkorrekturen noch einmal aus physischer und energetischer Sicht am Beispiel von Tai Chi Chuan-Bewegungen erklären, die sich an der Natürlichkeit des Körpers ausrichten, denn dies ist die Quelle meiner Erkenntnisse. Die Beispiele und Wirkmechanismen lassen sich aber genauso auf andere Bewegungen übertragen, die wir im Alltag ausführen.

Was passiert eigentlich genau im Körper, wenn wir mit den Füßen in V-Form stehen? Welche Meridiane werden angeregt und welche nicht? Was haben unsere Füße mit unseren Augen zu tun? Warum ist es für unsere Lebensenergie so wichtig, die einzelnen Abschnitte unserer Wirbelsäule wieder miteinander zu verbinden? Was geschieht dann an unserer Wirbelsäule genau? Was passiert beim Hängenlassen der Schultern energetisch? Was hat unsere Lendenwirbelsäule mit Sexualität zu tun?

Diese und viele weitere Fragen möchte ich Ihnen im folgenden Kapitel gerne beantworten. Auch wenn Sie kein Tai Chi Chuan oder Qi Gong praktizieren, ist es für Sie vielleicht interessant zu erfahren, wie durch eine gut ausgerichtete Körperhaltung bestimmte Meridiane im Körper aktiviert werden und wir so allgemeine Gesundheit allein schon durch unsere Haltung fördern können.

Dies ist der chinesisch-medizinische Ansatz zur Erklärung der von mir in diesem Buch vorgestellten Feinkorrekturen der Körperhaltung! Denn eine gute Körperhaltung ist nicht nur erklärbar durch Wirbelsäulenhaltung, sondern hat auch mit den Armen, Beinen, Händen und Füßen zu tun, wie wir auch schon gesehen haben. Die physisch-energetischen Zusammenhänge möchte ich Ihnen nun in diesem Kapitel aufzeigen.

Das Herausarbeiten von Fehlhaltungen während der Tai Chi Chuan-Praxis

Das Sinken im Tai Chi Chuan und im Qi Gong ist gleichermaßen eine Fitnessübung für die Wirbelsäule, für die Hüfte und für die Beine. Werden in der Tai Chi Chuan- und Qi Gong-Bewegung während des Bewegungsablaufes der Tai Chi Chuan-Form oder in den einzelnen Qi Gong-Übungen noch weitere Punkte beachtet, die wir uns nun in der Folge noch genauer ansehen werden, können Fehlhaltungen der Wirbelsäule wieder dauerhaft ausgeglichen werden.

Dieser Aspekt des Tai Chi Chuan ist leider noch viel zu wenig bekannt, meiner Meinung nach aber extrem wichtig, um die gesundheitlichen Vorzüge, die das Tai Chi Chuan bietet, überhaupt ausschöpfen zu können.

Tai Chi Chuan und Qi Gong wurde von uns hier im Westen aus China „importiert". Wenn wir diese Inhalte eins zu eins übernehmen, was schon schwierig genug ist, dann vergessen wir vielleicht, den Aspekt der Rückenproblematik hier in Deutschland zu beachten. Die Praxis dieser asiatischen Bewegungskünste kann jedoch Antworten für die bei uns weit verbreitete Thematik von Fehlhaltungen und daraus resultierenden Rückenschmerzen bieten.

Bevor wir überhaupt einen allerersten Schritt dieser Künste erlernen, unterrichten oder sogar die beliebte Tai Chi Chuan-Partnerübung „push-hands" ausführen, sollten wir die individuelle Arbeit an der Wirbelsäule an die erste Stelle setzen.

Die Inhalte, vor allem aber auch die energetischen Inhalte dieser chinesischen Bewegungskunst, finden sonst keinen vorbereiteten Boden, auf dem sie fruchtbar werden können.

Indem wir lernen, unsere Aufmerksamkeit während der Bewegung auf all diese Details zu lenken, können wir unseren Körper auch im Alltag auf den mit einem Teil der Aufmerksamkeit nach innen gerichteten Fokus und die gewünschten Veränderungen konditionieren.

Mit der Zeit wird ein gut angeleiteter Tai Chi Chuan-Praktizierender so bei sich selbst feststellen, dass er auch im Alltag eine andere Körperhaltung einnimmt als sonst, ausgleichende Bewegungen besser steuern kann, konzentrierter bei seinem Tun ist und gefühlsmäßig ausgeglichener.

Die Summe der beleuchteten Einzelaspekte ergibt so wieder ein Ganzes, nur verändert, optimierter, gesünder. Oder um es mit den

Worten von Bruce Lee zu sagen: „Ein Auto ist ein Auto. Wenn ich es aber auseinanderbaue, so ist es kein Auto mehr. Ist es dann aber wieder von mir zusammengebaut, dann ist es wieder ein Auto".

Das Hineinarbeiten der vielen Details in die Tai Chi Chuan-Bewegungen dauert seine Zeit. Es ist hilfreich, immer beim eigenen Schwerpunktthema zu beginnen, meist ist dies der Ort im Körper, an dem wir Beschwerden haben.

Die aufgerichtete Wirbelsäule in den Tai Chi Chuan-Bewegungen

Ist die Wirbelsäule im Reiterstand oder im Bogenstand derart individuell aufgerichtet, wie im Praxisteil ausführlich erklärt, können Sie sich noch einmal dem Abscannen des Körpers zuwenden, wie es eingangs in Kapitel 2 unter *Körperwahrnehmung im Reiterstand* beschrieben ist. Sie werden mit der Zeit die folgenden Aspekte wahrnehmen können:

An der Wirbelsäule ist in der Grundhaltung ein muskulärer Zug entstanden, das Becken ist aufgerichtet, die Leisten gedehnt, die Knie liegen in einer senkrechten Linie über den Füßen, die Füße haben mit neun Punkten Kontakt zur Erde. So wird der Oberkörper frei und beweglich und der Atem kann von selbst tief fließen.

Nun bleiben wir im Tai Chi Chuan aber, anders als in vielen Qi Gong-Übungen, nicht am Ort stehen, sondern halten die Position des Sinkens in verschiedenen Bewegungsabläufen. Das ist die große Herausforderung.

Neben dem Reiterstand gibt es im Tai Chi Chuan unter anderem den Bogenstand, den Leerstand, den Ein-Bein-Stand, den gehockten Stand. Alle diese Stände haben gemeinsam, dass die Aufrichtung der Wirbelsäule im richtigen Sinken beibehalten wird.

Im Bogenstand verteilen wir unser Körpergewicht zu 70% auf den vorderen Fuß und zu 30% auf den hinteren Fuß. Der Bogenstand wird in der Tai Chi-Form zum Vorwärtsschritt, dem so genannten Bogenschritt. Dieser Stand sowie dieser Schritt tragen durch den entstandenen Zug an der Wirbelsäule ihren Namen. Es fühlt sich an, als würden wir die Wirbelsäule wie einen Bogen spannen, wobei jeder Mensch zunächst einmal an der individuellen Stelle seiner jeweiligen Blockierung den Bogen aufspannt, wie wir im Praxisteil bei den Übungen zu den verschiedenen Fehlhaltungen schon gesehen haben.

Ist die Blockierung später dauerhaft ausgearbeitet oder hat ein Mensch schon eine natürlich geschwungene, flexible S-förmige Wirbelsäule, dann sollte der Zug an der Wirbelsäule am Punkt gegenüber des Nabels erfolgen, am so genannten „Tor des Lebens", im Chinesischen als Mingmen bezeichnet.

Ziehen wir lediglich vom hinteren Fuß aus das Gewicht des Körpers zurück, so zeigt sich an der Wirbelsäule keine Veränderung. Sie bleibt steif wie ein Stock in der aufrechten Haltung und das ist falsch. Während wir die Tai Chi-Form laufen, soll Bewegung an der Wirbelsäule stattfinden.

Auch das Unterscheiden von Voll und Leer ist ein wesentliches Element im Tai Chi Chuan. Haben wir zunächst gelernt, unser Körpergewicht im Reiterstand gut verteilt auf unsere beiden Füße zu bringen und beide Beine mit jeweils 50 % des Körpergewichtes zu belasten, so lernen wir im Bogenstand, unser Gewicht zu 70 % und 30 % zu verteilen. Dies alleine erfordert schon ein aufmerksames Hinspüren. Setzen wir uns nun in der Tai Chi-Form in Bewegung, so lernen wir, das Gewicht unseres Körpers achtsam zu verlagern.

Dadurch, dass wir die Achtsamkeit auf das richten, was im Körper während einer Bewegung geschieht, konditionieren wir unser Gehirn mit der Zeit darauf, nicht mehr nur äußere Einflüsse wahrzunehmen, sondern gleichzeitig auch innere Prozesse.

Je öfter wir das in der Übung tun, desto mehr automatisiert sich dieser Vorgang mit der Zeit. Im Bezug auf die Gewichtsverlagerung kann somit auch Menschen geholfen werden, die aufgrund verschiedener Problematiken sehr instabil stehen oder öfter unter Schwindelanfällen leiden.

Die Bedeutung des richtige Zurücksitzens

Das richtige Zurücksitzen ist ein therapeutisch wirksamer Moment für die Wirbelsäule im Tai Chi Chuan. In der Tai Chi-Form sowie in den Basis-Übungen der Tai Chi-Partnerübung push-hands spielt das richtige Zurückverlagern des Körpergewichtes auf das hintere Bein eine ausschlaggebende Rolle.

Durch das korrekte Sinken haben wir den Schwerpunkt im Körper sehr tief gelegt. Dieser Schwerpunkt sollte nun beim Zurücksitzen auf gleichbleibender Höhe gehalten werden, um das so genannte „Hüpfen" zu vermeiden. Wenn wir den Körper zurückziehen und dabei eine Aufwärtsbewegung des Beckens machen – „Hüpfen" –, verschenken wir einen sehr wertvollen Moment.

Um den Schwerpunkt auf gleichbleibender Höhe halten zu können, müssen wir mehrere muskuläre Widerstände im Körper überwinden.

Ziehen wir unser Körpergewicht bei aufgerichtetem Becken von der Lendenwirbelsäule aus zurück, werden die Psoasmuskeln gedehnt, welche eine Verbindung zwischen den Oberschenkeln, dem Becken und den breiten Rückenmuskeln herstellen. Weiterhin erfolgt dadurch ein starkes Zusammenpressen der seitlich-vorderen Unterschenkelmuskulatur (Strecker) des hinteren Beines und es entsteht eine starke Kraft auf die Bänder rund um das Fußgelenk des hinteren Fußes.

Oftmals unbewusst versucht der Köper diese Dehnung und den Kraftaufbau durch das „Hüpfen" zu umgehen. Die richtige Ausführung ist zu Beginn sehr anstrengend, die Dehnung und die Kraft bauen sich nur langsam auf, deswegen ist dies auch ein allgemein bekannter Anfängerfehler im Tai Chi Chuan.

Gehen wir aber bewusst in diese Dehnung hinein und bauen die Kraft im hinteren Bein und im hinteren Fuß auf, so spüren wir auch die Dehnung an der Wirbelsäule. Haben wir den individuellen Bewegungsbeginn des Sinkens für uns richtig gesetzt, dann findet nun eine Streckung der Muskulatur im Bereich der entsprechenden Wirbel statt.

Wenn wir hierauf beim Erlernen oder zu Beginn des Unterrichtens von Tai Chi Chan und Qi Gong den größten Fokus legen, so werden durch das Praktizieren des Zurücksitzens bei immer gleichem Bewegungsauftrag mit der Zeit die Wirbelkörper dauerhaft aus ihrer Hyperlordose herausgeholt.

Tun wir dies nicht, sondern belassen die Wirbelsäule bei Ausübung der Form in ihren Fehlstellungen, dann können sich bestehende Probleme enorm verschlimmern! Bei jeder Drehbewegung in der Form, in welcher der Körper beispielsweise einen Richtungswechsel machen möchte, wird diese Drehung dann unbewusst direkt von der Fehlstellung ausgehen und somit die Bandscheiben extrem zusätzlich belasten.

So mancher Übende hat dem Tai Chi Chuan schon den Rücken gekehrt, weil er beispielsweise vermehrt Knieprobleme bekommen hat. Wird das Hohlkreuz in der Lendenwirbelsäule nicht herausgenommen, dann liegt die Belastung aufgrund der falschen Gewichtsverteilung im Körper zusätzlich noch auf den Knien, was große Beschwerden verursachen kann.

Als Tai Chi Chuan-Lehrer müssen wir deshalb größten Wert auf die richtige Körperstatik legen.

Die umgekehrte Bauchatmung beim Zurücksitzen

Bei jedem Zurücksitzen bauen wir in unserem Körper Kraft auf. Auf das hintere Bein, welches sich dann mit Körpergewicht füllt, kommt zusammengepresste spiralige Energie, wie bei einer Sprungfeder. Durch einen leichten Druck unseres normalerweise von Bodenkontakt frei gehaltenen Yongquan-Punktes in die Erde können wir diese Energie bei der nächsten Vorwärtsbewegung durch den Körper nach vorne führen oder schnellen lassen und, je nachdem wie in der jeweiligen Position gewünscht, nach außen abgeben.

Bei jedem Zurücksitzen, in jedem Sammeln, erfolgt die Einatmung und umgekehrt. Haben wir nun während der Tai Chi Chuan-Bewegungen und auch bei den Übungen im Praxisteil unseren Qi-Gürtel gehalten, so kommen wir beim Zurücksitzen automatisch in **die umgekehrte Bauchatmung.** Unser Körper kommt durch den in einem gut gehaltenen Becken aufgebauten Muskeltonus des Unterbauches, dessen Druck sich beim Zurücksitzen nach innen Richtung Mingmen verstärkt, in diese Kraftatmung.

Diese Form der Atmung wählt unser Körper spontan, wenn wir beispielsweise ein Auto oder einen schweren Schrank anschieben wollen – probieren Sie es aus.

Wir gehen dann wie von selbst in den Bogenstand, atmen tief ein, indem wir den Bauch nach innen ziehen und den Atem für die folgende Kraftanwendung im Unterbauch sammeln. Bei der Aktion dann atmen wir aus, indem wir die entstandene Anspannung im Unterbauch wieder lösen.

In einem Becken, das nicht durch eine gute Wirbelsäulenhaltung mit dem Körper verbunden ist, funktioniert das nicht, beispielsweise bei einem Hohlkreuz in der Lendenwirbelsäule.

In einer guten und gesunden Körperhaltung im normalen Stehen kommen wir also generell von der nicht förderlichen Brustatmung in die wohltuende und gesunde normale Bauchatmung. Achten Sie einmal darauf, wenn Sie das nächste Mal irgendwo länger stehen. Wie atme ich gerade? Könnte ich durch eine der in diesem Buch vorgestellten Haltungsveränderungen von der Brust- in die Bauchatmung kommen?

Durch das Sinken und die richtige Körperstruktur während der Bewegungen im Tai Chi Chuan und in den von mir vorgestellten Übungen gehen wir noch einen Schritt weiter, wir kommen sogar in die umgekehrte Bauchatmung. Diese Form der Atmung versorgt unseren Körper enorm gut mit Sauerstoff, dehnt unsere Lungen kräftig durch Langziehen und ist dadurch als der sogenannte Atem zur Verjüngung bekannt (zur Freude unserer Zellen).

Die Bedeutung der korrekten Körperstatik in den Tai Chi Chuan-Bewegungen

Es ist sehr wichtig, während der Bewegungen den Unterkörper über den sogenannten Qi-Gürtel immer mit dem Oberkörper verbunden zu halten. Über die Dehnung im Lendenbereich erfolgt muskulär eine gleichzeitige Dehnung der Bauchmuskulatur. Dies fühlt sich im Körper wie ein breiter Gürtel an, den wir während des Bewegungsablaufes niemals verlieren sollten.

Nur so können alle Muskeln und Sehnen sinnvoll zusammenspielen und nur so stellt unser Körper während der Tai Chi Chuan-Bewegungen automatisch auf die umgekehrte Bauchatmung um, welche wir als den sogenannten „verjüngenden Atem" oder „Kraftatem" auch für den Kampfkunstaspekt des Tai Chi Chuan anstreben.

Ebenfalls nur so können wir dauerhaft unseren Schwerpunkt während der Ausübung der Form im unteren Becken halten und die Bewegungen aus unserem Unterbauch führen.

Nehmen wir aber nicht individuell die Fehlstellungen heraus, können wir diesen Gürtel nicht aufbauen und die Kraft im Körper geht verloren.

Tai Chi Chuan ist intensive Arbeit an der Halte- und Atemmuskulatur unseres Körpers. Wenig andere Übungssysteme haben derart homogene, an der Natürlichkeit des menschlichen Körpers ausgerichtete, innerlich kräftigende Bewegungen zum Inhalt.

Tai Chi Chuan ist Dehnung, der ungeübte Betrachter kann es nur von außen kaum sehen. Wir bringen unser Skelettsystem in eine ganz bestimmte Haltung. Das Zusammenspiel der Muskulatur, welches daraufhin erfolgt, fühlt sich im Körper sehr kräftig an und kommt bei korrekter Körperhaltung während der Bewegungen in enorm gesundheitsfördernde Dehnungen.

Ähnlich wie im Yoga oder Pilates, nur dass wir diese Dehnungen auch noch in Bewegung und im Stehen ausführen. Diese Tatsache bringt den Praktizierenden in die Lage, auch im Alltag immer mehr den Fokus auf den inneren Körper legen zu können.

Tai Chi Chuan zu praktizieren, kann jeden Bewegungsablauf verbessern, kann für jede andere Bewegungsart oder Körperarbeit gewinnbringend sein. Wenn wir in manchen Sportarten beispielsweise durch bestimmte Übungen immer wieder in unser schon bestehendes Hohlkreuz getrieben werden, dann ist dies nicht gesund, im Gegenteil.

Jeder Sportlehrer oder Bewegungslehrer trägt hier eine große Verantwortung. Es ist wichtig, eine gute Ausbildung zu haben und mit der Anatomie und Physiologie des menschlichen Körpers vertraut zu sein, ebenso mit pathologischen Erscheinungsformen der Wirbelsäule, unabhängig von der Sportart oder Bewegungskunst.

Die gegenläufigen Bewegungen

Gehen wir nun unabhängig des Stiles in die **gegenläufigen Bewegungen** der Form, sollten wir währenddessen unbedingt den Qi-Gürtel rund um den Unterleib aufrechterhalten. Er sorgt dafür, dass die Querverbindung von Oben und Unten nicht verloren geht.

Nach der Eröffnung der Form stehen wir von nun an nicht mehr statisch doppelgewichtig, sondern wir verteilen unser Körpergewicht ständig von einem Bein auf das andere, in einem fließenden Übergang. Unser Schwerpunkt/unteres Dantien bleibt in einer fortwährenden Bewegung. So bleibt der andauernde Wechsel von Yin und Yang in der Form immer bestehen. Über dem vollen Bein ist der leere Arm und umgekehrt.

Wenn wir nun nach einer Weile des Übens gelernt haben, unsere Bewegungen aus dem Unterbauch zu führen, bei gehaltener Körperstruktur, so kommt auf die tiefliegende Muskulatur und auf die Sehnen unseres Körpers eine enorme Dehnung. Ohne den korrekt gehaltenen Aufbau der Körperstruktur können wir diese Dehnungen nicht spüren und unsere Bewegungen fühlen sich leer an.

Durch diese Dehnungen ist es uns nun möglich, die geweckte Energie entlang der Muskel-Sehnen-Meridiane gezielt durch den Körper zu leiten. In den Positionen wird bei der Gewichtsverlagerung durch ein stabil gehaltenes Becken bei gleichzeitiger Vorwärts- oder Rückwärtsbewegung und durch die sich daraus ergebenden Armdrehungen aus dem Oberkörper eine enorme Spiralbewegung an der Wirbelsäule, den Beinen und den Armen forciert.

Diese spiralförmige Energie, die sich nur in einer guten Körperstruktur (Beachtung aller Details) während der Bewegungen aufbauen kann, ist auch verantwortlich für ein gezieltes Aufnehmen von Energie und für ein Abgeben von Energie von und nach außen.

Die Grundstellung im Tai Chi Chuan und ihr physisch-energetischer Aspekt

Die Energetik des richtigen Sinkens

Das richtige Sinken in den Reiterstand oder auch in den Bogenstand, wie es in Kapitel 2 und im Praxisteil eingehend beschrieben ist, ermöglicht es uns, unseren Schwerpunkt im Körper sehr tief zu legen. Verspannungen durch hochgezogene Kraft im Körper können nach unten auf die Beine und Füße rutschen, die Wirbelsäule richtet den Oberkörper auf, das macht die Beine stark und den Oberkörper frei.

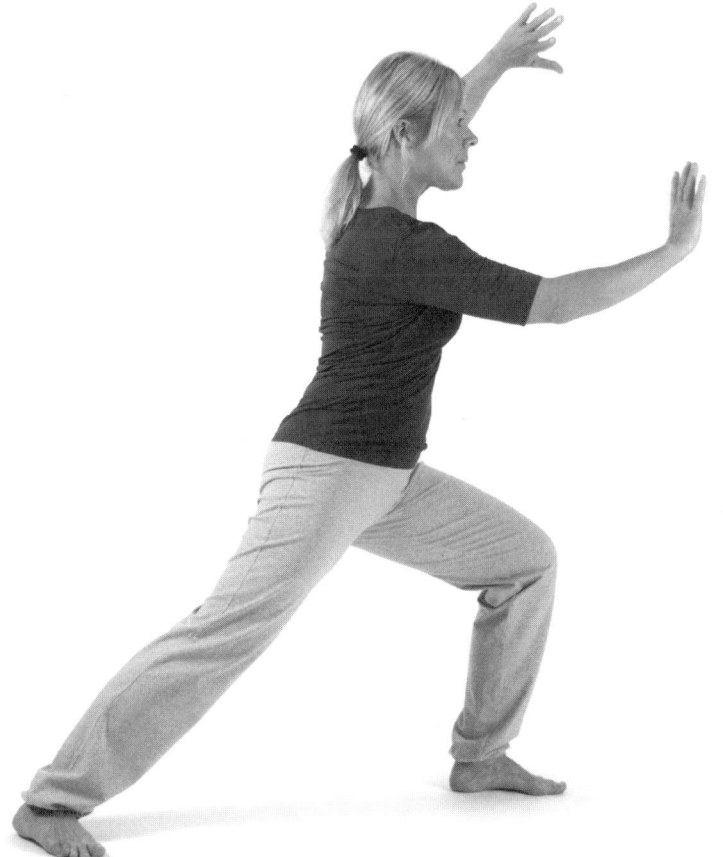

Die schöne Dame am Webstuhl

In der Position des Reiterstandes zu Beginn der Form bauen wir einen äußerst kräftigen Qi-Gürtel auf. Die Bauchdecke wird leicht nach innen gezogen und im Bereich der Nieren und des Psoas-Muskels haben wir eine starke Dehnung. Die Kreuzbeinpumpe wird dadurch angeregt, die Rückenmarksflüssigkeit die Wirbelsäule hinaufzupumpen, der Gebermeridian/Lenkergefäß wird aktiviert.

Das Qi in Leber, Milz und Nieren-Meridian wird durch den korrekten Reiterstand geweckt und für den kommenden Qi-Fluss innerhalb der Bewegungen vorbereitet. Hier haben wir auch schon die Möglichkeit, durch die begleitenden Arm-/Handbewegungen der Eröffnungsposition den Qi-Fluss in den Meridianen Lunge, Milz, Herzbeutel und Herz anzuregen.

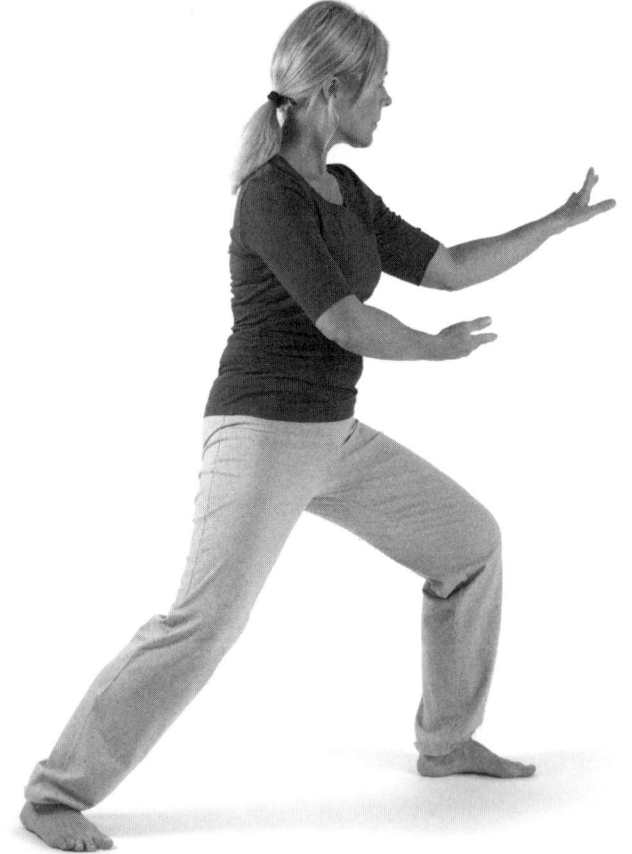

Vogel am Schwanz fassen – das Zurück rollen

Das aktive und bewusste Anregen der Energiekreisläufe kann beginnen.

Ich werde nun im Detail die Wirkungsarten der Grundhaltung bei den Tai Chi Chuan-Bewegungen anhand der einzelnen Körperpartien und im ganzheitlichen Zusammenspiel vorstellen.

Die Energetik der unteren Körperhälfte

Die Füße

Die Fühlübung auf Seite 46, die Sie in Kapitel 3 als *Beispiel physisch-energetischer Aspekte von Bewegungen* mit Ihren Füßen gemacht haben, findet hier ihre energetische Erklärung:

Die **Füße** sollten zu Beginn der Form immer parallel stehen, niemals in V-Öffnung. Durch das Parallelstehen der Füße wird im Körper der Galle- und Lebermeridian angeregt, der von den Augen ausgehend über den Kopf und Rücken bis zur Außenseite des vierten kleinen Zehs verläuft und von der Innenseite des großen Zehs an der Körpervorderseite wieder nach oben.

Dadurch entfaltet sich unsere Willenskraft und unsere Augen, das Austrittsorgan der Leber, werden mit Qi durchflutet. Sind unsere Augen wach und unser Körper bereit, haben wir die beste Chance, uns auf unser Tun zu konzentrieren. Stehen unsere Füße in V-Stellung, dann kann sich diese Kraft und Wachheit schon gleich zu Beginn nicht entfalten. Die Energie bleibt in den Fußgelenken stecken.

Eine V-Stellung der Füße schwächt den Menschen generell, da es bei dieser Fußstellung an Erdung und Stabilisierung fehlt. Die Kraft kann bei solchem Stehen nicht bis in die Wirbelsäule geleitet werden und somit bleiben der Gebermeridian entlang der Wirbelsäule und der Leber-Galle-Meridian im Körper deaktiviert. Das ist kein guter Start für die Übungen und auch nicht, um im Leben tatkräftig voranzuschreiten.

Die Knie

Stehen die Füße parallel, mit dem Körpergewicht gleichmäßig auf den neun Punkten verteilt, dann bleiben auch die **Kniegelenke** für den Qi-Fluss geöffnet.

Die Hüfte
Die Oberschenkelknochen kommen in eine gute **Hüftstellung** und der Psoas-Muskel wird schon leicht gedehnt und somit die Energietore Kua und Huantiao aktiviert.

Entlang des Psoas-Muskels verlaufen Nieren- und Lebermeridian und auf der Rückseite des Beckens, entlang des Psoas-Muskels, der Blasenmeridian. Durch die leichte Dehnung wird die Energie in beiden Leitbahnen schon aktiviert. Wir können das dadurch spüren, dass eine angenehme Wärme den Körper durchströmt. Die Leber ist verantwortlich für die Blutverteilung in den Muskeln, Sehnen, Gelenken und Bändern unseres Körpers, die Galle für deren Geschmeidigkeit.

Die Beine
Die seitliche Beinmuskulatur wird gestrafft und gibt somit dem Körper Kontur: In den Yin- und Yang-Gefäßen (zwei außerordentlichen Meridianen), die über die Innen- und Außenseiten der Beine ausgehend von den Fersen nach oben führen, kann Energie fließen.

Kein Gelenk unsers Körpers sollte durchgedrückt sein. Ein durchgedrücktes Gelenk ist für den optimalen Qi-Fluss verschlossen und bedeutet für den Körper immer Anspannung. Vom Kampfkunstaspekt des Tai Chi Chuan aus betrachtet ist ein geschlossenes Gelenk auch immer ein leicht zu brechendes Gelenk.

Das Becken
In den Tai Chi Chuan-Bewegungen wird das **Becken** immer wieder gut aufgerichtet und dann wieder ganz leicht gelöst. Auch für unsere Beckenbewegungen kann man aus energetischer Sicht generell sagen, je nachdem, wie wir uns bewegen, bewegt sich auch das Qi im Körper.

In der Sexualität beispielsweise entsteht durch die in sexueller Absicht ausgeführten Beckenbewegungen eine höchste Anregung des Qi in diesem Bereich. Unser Nieren-Qi (unsere sexuelle Energie) wird durch die besonderen und typischen Beckenbewegungen angeregt und zur Entfaltung gebracht. Durch die gegenläufigen Bewegungen des Beckens werden das Nieren-Yin und -Yang aktiviert zusammenzuspielen, um somit aktives Leben hervorzubringen … wenn auch nicht unbedingt in Form eines neuen Menschen, so doch in der Möglichkeit dazu.

Je besser ein Mann oder eine Frau das Becken bewegen kann, desto mehr Yin- und Yang-Energie kann durch die Bewegungen angeregt werden. Deshalb ist ein gut bewegliches Becken auch immer ein Attribut für hohe Fruchtbarkeit oder zumindest für hohe sexuelle Anziehungskraft. Ein Mensch, der beim Gehen sein Becken nicht bewegen kann, wirkt weniger sexuell attraktiv und leidet vielleicht selbst unter Lustlosigkeit – also auch etwas, das sich durchaus einzuüben lohnt!

Steht oder geht der Mensch im Hohlkreuz, wird zwar die Yang-Energie des Sexualzentrums aktiviert (die Absicht hochhackiger Schuhe!), jedoch die Yin-Bewegung kann nicht ausgleichen, da sie in einem derart gehaltenen Becken nicht angeregt wird. Das Nieren-Yang steigt nach oben und bleibt schon im Bereich von LWS 3 oder 4 stecken und es kommt zu einem schmerzenden Qi-Stau. Die Fähigkeit des Yin-Versiegelns wird geschwächt und somit die Fähigkeit, sexuelle Energie für Fruchtbarkeit zu bewahren.

Unfruchtbarkeit oder sexuelle Lustlosigkeit haben, neben vielen anderen Ursachen wie z.B. zu lange Einnahme der Pille, langanhaltendem Alkoholgenuss, Fehlernährung, Stress, Anspannung und fehlender wirklicher innerer Bereitschaft auch sehr viel mit Körperhaltung und Körperbeweglichkeit zu tun, das sollten die Betroffenen wissen. Der Bereich des 3. und 4. Lendenwirbels wird mit den Sexualorganen in Verbindung gebracht. Ist die Nervenreizleitung aufgrund von Fehlhaltungen hier beeinträchtigt, so kann dies auch Prostatastörungen, Impotenz oder Menstruations- und Wechseljahrsbeschwerden zur Folge haben.

Das Stehen in V-Form der Füße dient übrigens unbewusst oft auch der männlichen Präsentierung der Geschlechtsorgane (Machtdemonstration), ist aber mehr in den Bereich der „Angeberei" einzustufen, da das Nieren-Qi in dieser Bein- und Beckenstellung nicht wirklich angeregt wird.

Das stabil ausbalancierte Becken ist deshalb im Tai Chi Chuan schon im normalen Stehen zu Beginn der Form entscheidend. Der Nieren-Blasen-Sexualorgane-Meridian läuft über die Innenseite der Augen den Kopf und den Rücken hinunter, die Hinterseite der Beine nach unten bis zur Außenseite des kleinen Zehs, um von dort aus in den Yongquan-Punkt in der Mitte der Fußsohlen an der Innenseite der Beine wieder nach oben zu steigen.

Wenn wir das Becken leicht aufrichten, verbinden wir auch energetisch Lenden- und Brustwirbelsäule und aktivieren dadurch schon im normalen Stehen zu Beginn der Form den Qi-Gürtel.

Das Gürtelgefäß wird so aktiviert, verbindet Unterkörper mit Oberkörper und schafft durch die stabile Querverbindung einen durchgängigen Qi-Fluss längs durch den Körper, eine Kraftverteilung wird möglich. Leber-Galle-Meridian (Willenskraft), Niere-Blase-Meridian (Lebensenergie) und auch der Milz-Magen-Meridian (gute Erdung) werden sofort aktiviert.

Die Energetik der Wirbelsäule

Haben wir Füße, Beine und Becken in die richtige Position gebracht, so achten wir nun darauf, dass wir den so entstandenen Qi-Fluss die **Wirbelsäule** weiter nach oben leiten können. Das geschieht, wie schon beschrieben, durch das Verbinden von Lenden- und Brustwirbelsäule sowie von Brust- und Halswirbelsäule.

Die Energieleitung an der Wirbelsäule nach oben gelingt uns also durch ein leichtes Hochziehen und das Verbinden der einzelnen Abschnitte. Krönung des Aufsteigens ist der höchste Punkt des Kopfes, der Punkt Baihui am Schädeldach (s. Abb. Seite 42).

Der Kopf wird dadurch hinten leicht nach oben und vorne leicht nach unten gebracht, das Kinn kommt dadurch etwas tiefer. Die aufgestiegene Yang-Energie des Gebermeridians kann sich so über die sogenannte „Elsterbrücke" – die anliegende Zungenspitze am höchsten Punkt des Gaumens – mit der Yin-Energie des Nehmermeridians verbinden und vorne nach unten transportiert werden. Unsere Wirbelsäule wird so von Energie durchflutet.

Der Kreislauf schließt sich. Die Energie sollte hinten nach oben und vorne nach unten fließen. Über die erklärten Veränderungen an der Wirbelsäule können wir dies bewirken. Die Energietore, die sich entlang unserer nun blockadefreien Wirbelsäule befinden (s. Abb. Seite 42), werden aktiviert, ebenso die entsprechenden Leitbahnen und Akupunkturpunkte.

Sind wir mit dem Hinaufleiten der Energie im Übergangsbereich von Lendenwirbelsäule zu Brustwirbelsäule angekommen, aktivieren wir durch die Verbindung dieser beiden Wirbelsäulenabschnitte das Energietor Mingmen, das „Tor des Lebens", und damit zugleich unsere Nierenenergie.

Die Energetik der oberen Körperhälfte

Die Schultern

Am oberen Teil der Brustwirbelsäule angekommen, müssen wir unbedingt darauf achten, die **Schulterblätter** zu senken. Das sollte sich anfühlen, als würden die Schulterblätter hinten nach unten rutschen („rutsch mir den Buckel runter") bei gleichzeitigem entspannten Hängenlassen der Arme.

Werden die Schulterblätter zu weit zusammengezogen, wie dies bei der Turnerhaltung oder bei der Empfehlung „Brust raus, Schultern zurück" der Fall ist, so verschließen wir ein wichtiges Energietor zwischen den Schulterblättern: den „Ort, an dem alle Übel zusammenfließen".

Wir verhindern somit nicht nur die bewegungsmäßig optimale Verbindung der Arme mit dem Körper, sondern auch unsere Bemühungen um das Hinaufleiten der Energie entlang der Wirbelsäule enden spätestens hier.

Dieser Ort sollte frei bleiben, frei von Druck und Anspannung, und dies ist nur mit entspannt hängen gelassenen Schultern möglich.

Ein Mensch, der eine Turnerhaltung aufweist, sollte über Dehnungsübungen während des Laufens der Tai Chi Chuan-Form oder im Stehen oder Sitzen versuchen, die Verkürzung der Schultermuskulatur für sich zunächst wieder herausarbeiten, wie es im Praxisteil beschrieben ist.

Der Brustkorb

Durch die rund und entspannt liegenden Schulterblätter kann sich auch der **Brustkorb** senken, eine wesentliche Voraussetzung, um den Qi-Fluss ab dem Gaumendach vorne im Körper wieder nach unten zu führen.

Bei einem angehobenen Brustkorb bleibt das Qi immer im hinteren Kopfbereich stecken, Yin (vorne) und Yang (hinten) verbinden sich nicht und die Kreisläufe können im Körper nicht angeregt werden.

Der Atem kann in einem angehobenen Brustkorb nicht sinken, und somit können wir auch unseren Schwerpunkt nicht absenken, beziehungsweise unsere Energie nicht im unteren Dantien bündeln, ein wesentlicher Aspekt im Tai Chi Chuan.

Dadurch, dass wir bei einem angehobenen Brustkorb in der Brustatmung verbleiben und nicht in die für uns so gesundheitsfördernde

Bauchatmung kommen, werden auch unsere Tai Chi Chuan-Bewegungen hölzern und schwer, wir haben keine richtige Erdung. Keine der nachfolgenden Tai Chi Chuan-Bewegungen wird uns bei angehobenem Brustkorb den Nutzen der Geschmeidigkeit bringen, für den das Tai Chi Chuan so bekannt ist.

Unser Atem kann dann auch nicht als innere Gegenbewegung (Yin) zur äußeren Körperbewegung (Yang) fungieren, wie er zum Beispiel in vielen Qi Gong-Übungen verwendet wird durch Ausatmen von unten nach oben beim Sinken des Körpers oder Einatmen von oben nach unten bei gleichzeitigem Heben des Körpers.

Wenn wir unseren Körper zu Beginn der Form auf diese Weise im normalen Stehen aufgerichtet haben, haben wir die besten Voraussetzungen geschaffen, um in Wachheit, Klarheit und angenehmer Willenskraft mit den Bewegungen zu beginnen.

Die Hände

Die **Handhaltung** spielt im Tai Chi Chuan eine ganz entscheidende Rolle.

Gelingt es uns während des Ausübens der Form, die Finger entspannt geöffnet zu halten (was anfangs nicht leicht zu bewerkstelligen ist), dann können wir alleine dadurch schon Lunge-Dickdarm-Meridian, Dreifach-Erwärmer-Herzbeutel-Meridian und Herz-Dünndarm-Meridian zu vermehrtem Qi-Fluss anregen und gut miteinander verbinden. Wir öffnen dadurch auch die Laogong-Punkte in unseren Händen – unsere Handherzen – und damit unser Herz.

Dieses Gefühl kennen Sie sicher schon aus der Fühlübung zu den Händen in Kapitel 3 auf Seite 47.

Bei gut geöffneten Fingern (den Daumen nicht vergessen!), springt die Energie sozusagen von einem Finger in den anderen über, eine bewusste Verbindung und Anregung der Leitbahnen. Bei schlaffer Handhaltung sind die Arme angespannt, das Qi kann aufgrund der großen Anstrengung in den Armen nicht fließen und die Hände bleiben kalt.

Den Raum zwischen Zeigefinger und Daumen der geöffneten Hand nennt man im Tai Chi Chuan auch „Tigermaul". Im Chen-Stil streckt sich der Daumen von Daumengrundgelenk aus mehr nach vorne. Dadurch kann in dieser Stil-Art noch mehr spiralige Energie in Armen und Händen aufgebaut werden.

Die bewusst geöffnete, entspannte Hand bewirkt, dass die Anspannung aus den Armen herausgeht, die Arme werden leicht. Durch die fehlende Muskelanspannung des „Haltens" kann das Qi besser bis in die Hände fließen, um dort die entsprechenden Meridiane anzuregen. Das Handgelenk kann sich entspannen.

Durch ein entspanntes Handgelenk werden auch die in den Handgelenken befindlichen Energietore aktiviert. Das Entspannen der Handgelenke ist eines der schwierigsten Unterfangen im Loslassen. Durch die geöffnete Hand haben wir schon einen wesentlichen Beitrag dazu geleistet.

Wenn wir nun in einigen Tai Chi Chuan-Positionen noch lernen, die „Hand auf das Handgelenk zu setzen", so können wir auch in einer leicht angewinkelten Stellung der Hände den Qi-Fluss in den Armen und Händen bewahren.

In jeder Ausführung von einzelnen Positionen während der Form finden wir ganz am Ende der Position den Ausdruck der Energieleitung durch den Körper in den Fingerspitzen. Es ist wie ein Peitschenschlag, der in die Fingerspitzen mündet. Dies ist der Moment der höchsten Anregung der entsprechenden Meridiane der Arme und Hände.

Das Blut und das Qi werden durch die entsprechenden Bahnen des Körpers geschickt. Wir spüren dies aufgrund einer angenehmen Wärmeentwicklung und eines Momentes höchster Kraftentwicklung.

Cheng Man Ching (chinesischer Tai Chi Chuan-Meister, 1901-1975) nannte diesen Moment „swing" – ein sehr bedeutender Moment, in dem das Ende einer Position zugleich den Beginn der neuen Position darstellt. Am höchsten Punkt des Yang entsteht das Yin.

Hier noch ein weiteres Beispiel für das Leiten von Energie: Wenn die Laogong-Punkte in den Händen nach oben zum Himmel zeigen, wie z.B. in der Position „Den Affen abwehren" im Yang-Stil, so nehmen wir durch die drehende Ziehbewegung aus dem unteren Dantien, welche den jeweiligen Arm dann im Inneren spiralförmig zurückzieht, Energie von außen auf und können diese für unseren eigenen Kraftaufbau durch den Körper leiten und durch die gleichzeitig nach vorne drehende andere Hand an den unsichtbaren Gegner wieder zurückgeben. Hier zeigt dann der Laogong-Punkt nach vorne-oben, Richtung Gegner.

Die Faust

Hier sehen Sie die Handhaltung der Faust im Tai Chi Chuan. Der Mittelfinger sollte auf dem Laogong-Punkt – der auch das Hand-Herz genannt wird – aufkommen, der Daumen wird im zweiten Fingerglied nach unten gelegt. Im Inneren der Faust ist das Yin dominierend, im Außen das Yang. In dieser Haltung verhindern wir das Stagnieren der Energie durch eine verkrampfte Fausthaltung.

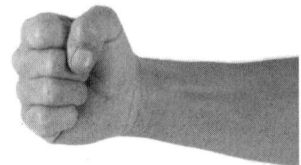

Die Greifhand

Hier sehen Sie eine Variante der Greifhand im Tai Chi Chuan. Über die Armaußenseite bis nach vorne zu den Fingerspitzen sollte die Bewegung des Schließens der Finger ausgeführt werden. Dadurch kann die gesammelte Energie wieder an der Innenseite des Armes in den Körper zurückfließen. Die Greifhand allein ist schon eine sehr kraftvolle Handhaltung und wenn wir die geschlossenen Fingerspitzen noch zur hinteren Ferse zeigen lassen, dient dies zudem der Stabilisierung und Verwurzelung des ganzen Körpers.

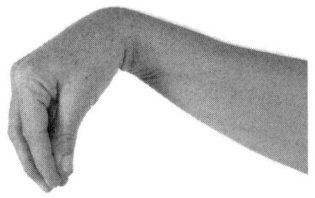

Die geöffnete Hand

Im Tai Chi Chuan gibt es die bewusst geöffnete Hand. Zwischen eng aneinander liegenden und weit gespreizten Fingern liegt eine Fingerhaltung, in der wir sofort spüren können, dass wir nicht anspannen müssen. Indem wir lernen, die Hände in der Tai Chi Chuan Praxis dauerhaft geöffnet zu halten, ist es uns möglich, die sich aufbauende Energie bis in die Fingerspitzen zu leiten. Damit wird ein enormer Energiefluss in den entsprechenden Meridianen angeregt.

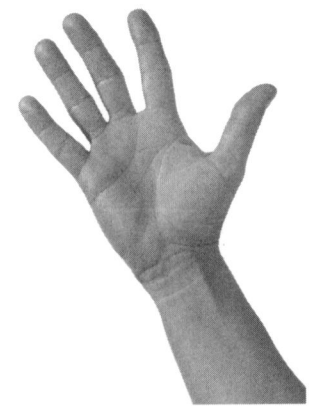

Unsere Bemühungen, die hereinkommende Energie durch den mit einem Ziehauftrag versehenen Arm weiter in den Körper zu leiten, enden z.B. bei verspannten und/oder nicht korrekt gerundeten Schultern direkt an dieser Stelle.

Da der Praktizierende dies sofort spüren kann, kommt er schnell in die Gefahr, die Ziehbewegung mit Muskelkraft auszuführen, da er sich sonst nicht zu helfen weiß. Es kommt wieder eine muskuläre Kraft auf den Arm, die einen guten Qi-Fluss in den Leitbahnen verhindert. Der Arm ist dann wieder vereinzelt und nicht mehr mit dem Körper verbunden. Diese Vereinzelung der Extremitäten wird durch die korrekte Körperstatik (Längsachse) und die gut aufgebaute Körperstruktur in den Bewegungen verhindert.

Genau dies kann auch für unseren Alltag so hilfreich sein. Wenn wir wieder lernen, die Einzelteile des Körpers miteinander zu verbinden, indem wir eine gute Körperhaltung einnehmen, sparen wir auch enorm an Energie. Wir brauchen nicht mehr für alle Tätigkeiten so viel Muskelkraft aufwenden und bewegen uns sozusagen energiesparender und entspannter. Je mehr Verspannungen und Blockierungen in unserem Körper sind, desto mehr Muskelkraft brauchen wir generell für unsere alltäglichen Bewegungen. Dies ist auch ein Grund für einen häufig erhöhten Mineralstoffbedarf und oftmals schnelle Erschöpfung. Generell gilt: ein angespannter Muskel verhindert einen guten Qi-Fluss.

Verschiedene Handformen im Tai Chi Chuan

Neben der geöffneten Hand gibt es in den Tai Chi Chuan-Formen ohne Waffen noch folgende Handhaltungen:
- die Faust,
- den Vogelschnabel (oder die Greifhand)

Bei der **Faust** sollte der Mittelfinger (Herzbeutel-Meridian) beim Schließen direkt auf dem Laogong-Punkt der Hand aufkommen und der Daumen im zweiten Fingerglied von Zeige- und Mittelfinger außen nach unten zeigend anliegen.

Die Handhaltung der Faust ist von außen Yang, von innen Yin. Im Handinneren sollten wir das Gefühl haben, als würde dort ein kleines, zartes Vögelchen sitzen. Ganz achtsam und fein fühlt sich dadurch unsere Faust von innen an.

So wiederum vermeiden wir eine durch Muskelkraftaufwand geschlossene Faust und regen höchsten Qi-Fluss im Körper an, der durch die bewusste Entspannung und Verbindung der Meridian-Anfangs- und Endpunkte in der Hand entsteht.

Die Handrückseite sollte immer eine Linie bilden mit der Oberseite des Unterarmes. Dadurch bleibt das Handgelenk für den Qi-Fluss und für die Kraftentwicklung geöffnet und Hand und Unterarm bleiben verbunden. Die entstehende Kraft, welche in der Tai Chi Chuan-Position durch den Körper geleitet wird, findet in dem Faustschlag am Ende der Position dann ihre höchste Entfaltung.

Im Vogelschnabel oder der **Greifhand** liegen alle Fingerspitzen nach unten zeigend zusammen. Leiten wir die Schließbewegung der Finger über die Außenseite des Unterarmes (Yang-Kanäle) bis zu den Fingerspitzen hin, so können wir auch in dieser Handhaltung trotz einer Abknickung im Handgelenk den Qi-Fluss durch den Arm und die Hand bis in die Fingerspitzen leiten. Der Bewegungsbeginn ist auch hier entscheidend.

Die gemeinsam geschlossenen Finger sollten immer Richtung Ferse des entsprechenden Beines zeigen (rechte Hand-rechte Ferse, linke Hand-linke Ferse), so können wir den Körper in der Position enorm stabilisieren.

Diese Form der Handhaltung spielt auch eine große Rolle in der TCM. TCM-Mediziner können dadurch, dass sie ihre geschlossenen Fingerspitzen an verschieden Akupunktur-Punkten am Körper des Patienten senkrecht aufsetzen, sehr gezielt den Energiefluss in bestimmten Bereichen zur Optimierung beeinflussen.

Für den Kampfkunstaspekt kann der „Vogelschnabel" ein Pick in das Auge sein, oder das so angewinkelte Handgelenk ein äußerst schmerzhafter Kinnhaken.

Es gibt auch noch eine andere Variante der Greifhand, in welcher sich nur Zeigefinger und Daumen berühren und die übrigen Finger leicht angewinkelt sind.

Durch das Aneinanderbringen von Zeigefinger und Daumen bleibt unsere durch die Übung entwickelte Energie im Körper und sie wird in unser System zurücktransportiert. Diese Fingerhaltung ist auch bekannt von Abbildungen buddhistischer Handhaltungen und kann abschließend nach Qi Gong-Übungen eingenommen werden, damit die gewonnene Energie nicht aus den Fingerspitzen „heraustropft".

Die Arme

Das Heben und Bewegen der **Arme** sollte im Tai Chi Chuan und auch generell im Alltag immer vom Unterbauch aus geschehen. Wenn wir unsere Aufmerksamkeit in den Händen haben, dann sind unsere Arme entspannt.

Bei der Ausübung der Formen ist es für das Führen der Hände und Arme sehr wichtig, die Kampfkunstanwendung jeder einzelnen Tai Chi Chuan-Position zu kennen.

Ohne das Wissen um die Kampfkunstanwendung fehlt uns die Absicht der Bewegung und somit der ausführende Bewegungsauftrag. Tai Chi Chuan nennt man deswegen auch Schattenboxen.

Wissen wir um den **Bewegungsauftrag**, dann können wir auch die Energie durch den Körper und die Arme leiten und in den Händen zur entsprechenden Anwendung bringen: zum Beispiel ziehend, drückend, stoßend, pressend.

Kennen wir die Intention der Bewegung nicht, so gehen unsere Armbewegungen ins Leere, kein gezielter Qi-Fluss wird angeregt und unsere Bemühungen haben dann mit Tai Chi Chuan nicht viel zu tun.

In Qi Gong-Übungen erreichen wir diesen energieanregenden Bewegungsauftrag über die Visualisierung und über eine bestimmte Vorstellung beim Ausführen der Bewegungen, je nachdem, was wir in unserem Körper für eine Energie wecken wollen.

Wenn die Hände vorne nach oben gehen, dann sollten die Schulterblätter immer gleichzeitig hinten nach unten gehen. Je höher die Arme, desto tiefer die Schulterblätter. Yin und Yang.

Die Ellbogen

Beim Heben der Arme gibt es einen Moment, an dem die **Ellbogen** nicht weiter nach oben gezogen werden dürfen, da sich sonst der Brustkorb mit anhebt und die durch den gesenkten Brustkorb und die Anregung der tiefgelegten Atemmuskulatur entstandene Seitenverbindung unseres Körpers wieder aufgehoben wird.

Die Ellbogen sollten sich immer so anfühlen, als ob sie schwer nach unten gezogen würden, selbst wenn einmal eine Armbewegung bis über den Kopf geht, wie es in einigen Positionen und auch im Qi Gong der Fall ist. Dadurch kann auch der Atem tief gehalten werden und der Schwerpunkt im unteren Dantien verweilen.

Am Anfang des Übens kann der Praktizierende deswegen die Arme nicht sehr weit nach vorne oder oben strecken. Tut er es doch, hebt er unmerklich wieder die Schultern und die Ellbogen und den Brustkorb.

Das erfolgreiche Fortschreiten im Üben von Tai Chi Chuan und Qi Gong zeigt sich dann auch durch die Fähigkeit, die Arme/ Hände weit nach vorne oder oben bringen zu können trotz tiefgelegter Ellbogen und herabgesenkter Schultern, bei gleichzeitigem Halten des Schwerpunktes im Unterleib. Dies ist eine Frage der fortwährenden Achtsamkeit, der sich mit der Zeit entwickelnden Dehnungsfähigkeit der Sehnen in den Armen und somit eine Frage der Übung.

Wenn die Arme nun auf diese Weise mit dem Körper verbunden sind, dann kann auch die Energie, welche wir durch die Aufrichtung unserer Wirbelsäule nach oben leiten konnten, über den Schultergürtel weiter in die Arme und Hände fließen. Haben wir die vorhergehenden Punkte nicht beachtet, so können wir keine durchgängig fließende Energie von den Füßen bis in die Fingerspitzen aufbauen und weiterleiten.

Bärenschultern

Die Bärenschultern, die wir auch in der Tai Chi Chuan Praxis anstreben, lassen die Schulterblätter in ihrer natürlichen Lage entspannt verweilen. Dies bewirkt einen ruhigen, tiefen Atem und ein muskuläres Loslassen im oberen Schulterbereich. Somit liefern die Bärenschultern einen wesentlichen Baustein zum emotionalen und körperlichen Wohlbefinden.

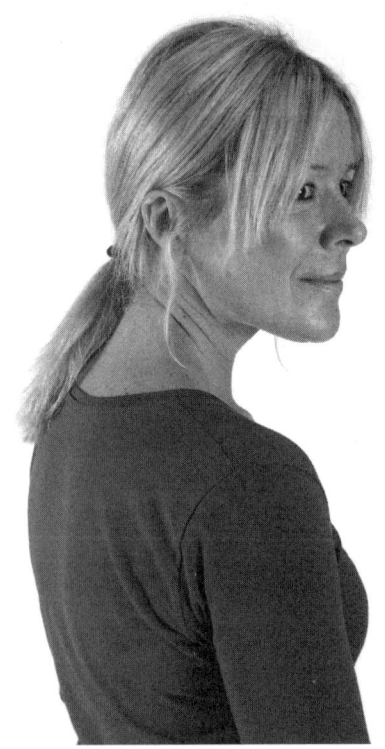

Unsere **Oberarme** sollten niemals am Körper anliegen. In keiner Übung und auch nicht sonst. Wir verschließen dadurch unseren Herz-Meridian, der an der Innenseite unserer Arme verläuft, für einen guten Qi-Fluss und kommen dadurch wieder in einen Schulterwinkel, mit dem die Arme physisch und energetisch nicht mehr mit unserem Körper verbunden sind. Die angestrebten Bärenschultern sind verloren gegangen. Mein Tai Chi Chuan-Lehrer auf den Philippinen, Benny A. Besa, nannte diesen Moment „den platten Autoreifen".

Legt ein Mensch seine Oberarme am Körper an, ist das auch immer ein Zeichen für fehlendes Vertrauen. Meist geschieht dies in Situationen, welche dem Betreffenden Angst machen: Er versucht sich an sich selbst zu klammern, das funktioniert aber nicht.

Im Loslassen erst können wir lernen, das Vertrauen in uns zu erwecken. Das ist manchmal gar nicht so einfach.

Ein Mensch, der schön gerundete **Bärenschultern** hat, hat auch Platz unter den Achseln, sein Herz-Meridian ist geöffnet. Er wirkt auf uns vertrauenswürdig, ob Mann oder Frau, weil wir instinktiv fühlen, dass dieser Mensch Vertrauen zu sich selbst und ein offenes Herz hat.

Die Augen

Unsere **Augen** sollten während des Ausübens der Form geradeaus blicken, nicht nach unten oder nach oben. Wenn wir den Blick verändern möchten, dann sollten wir das von einer Kopfdrehung aus tun.

Die **Stellung des Augapfels** ist von großer Bedeutung. Studien der Hirnforschung haben ergeben, dass durch verschiedene muskuläre Bewegungen des Augapfels in unserem Gehirn unterschiedliche Bereiche aktiviert werden und umgekehrt. Unterschiedliche Gefühle und Gedanken führen zu unterschiedlichen Blickwinkeln.

Blicken unsere Augen nach **unten,** so wird durch die muskuläre Bewegung des Augapfels in unserem Gehirn der Bereich „Gefühl" aktiviert. Wenn der Bereich „Gefühl" aktiviert wird, dann können wir nicht mehr im Hier und Jetzt sein mit unserer Aufmerksamkeit, sondern wir vermischen die Gegenwart mit unseren Gefühlen.

Zeigen die Augen nach **oben links,** so wird im Gehirn der Bereich „Erinnerung" aktiviert. Wir vermischen das Hier und Jetzt mit Erinnerungen.

Blicken die Augen nach **oben rechts,** so aktiviert sich im Gehirn der Bereich „Zukunft" – „Wie wird dieses oder jenes wohl werden?", auch dies verhindert den Zustand aufmerksamer Konzentration auf den gegenwärtigen Moment.

Der Satz „Kopf hoch" meint eigentlich: „Blicke wieder geradeaus." Heraus aus dem Gefühl, hinein ins Hier und Jetzt, um einen neuen Anfang machen zu können.

Sicher konnten Sie das in der Fühlübung für die Augen aus Kapitel 3 auf Seite 47 auch wahrnehmen.

In der Praxis des Tai Chi Chuan haben wir all diese Aspekte in den Bewegungen vereint.

Stilunabhängige Körperausrichtung im Tai Chi Chuan

Bemühen wir uns beim Laufen der Tai Chi Chuan-Form nicht um diese Feinheiten in der Körperhaltung und -ausrichtung, kann man auch nicht von Tai Chi Chuan sprechen. Dann sind die Bewegungen eher tänzerisch und damit für eine gezielte Optimierung des Qi-Flusses für Gesundheit, Persönlichkeitsentwicklung und für den Kampfkunstaspekt nicht geeignet.

Deshalb ist es für jeden Tai Chi Chuan-Praktizierenden enorm wichtig, diese Zusammenhänge zu kennen. Während der Tai Chi Chuan-Bewegungen die im Körper entstandene Struktur zu bewahren, ist sehr wichtig für das Leiten der Energie und für das muskuläre Zusammenspiel der einzelnen Körperbereiche.

Die Aneinanderreihung der verschiedenen Positionen ist nun abhängig von der Form, welche man läuft, und von dem Stil, welchem sie angehören.

Im **Chen-Stil** sind die Stände meistens sehr tief und es gibt explosive schnelle Momente, in denen sich die gesammelte Energie für Kampfkunstzwecke entladen kann.

Im **Yang-Stil** sind die Bewegungen ausladend rund und gleichmäßig.

Im **Wu-Stil** sind die äußeren Bewegungen relativ eng und klein und das Zusammenspiel der Kräfte findet tief im Inneren des Körpers statt.

Jeder Stil legt einen anderen Fokus auf das, was er mit den jeweiligen Bewegungen in seinem Inneren und im Außen (am unsichtbaren Gegner) erreichen möchte.

Allen Stilen gleich ist jedoch die Bewahrung der Körperverbindung, der Körperstruktur und das Absenken des Schwerpunktes in den Unterbauch während der Ausübung der Form, um die jeweils gewünschte Energie überhaupt im Körper zirkulieren lassen zu können.

Um die Qualitäten dieser ganzheitlichen Bewegungskunst voll ausschöpfen zu können, sollten wir uns deshalb gleich zu Beginn unserer Wirbelsäule widmen – sie wird es uns danken. Der Lohn für diese Mühen ist der unbezahlbare Aspekt unserer Gesundheit auf allen Ebenen, denn sie ist unbestritten unser höchstes Gut.

Schlusswort

Auf meinem langen Weg der Körperarbeit des Tai Chi Chuan, Qi Gong und meiner therapeutischen Arbeit habe ich einiges an Erkenntnissen zusammengetragen, die ich Ihnen, so hoffe ich, in meinem Buch gut darstellen konnte.

Mein Wunsch ist es, Ihnen auf Ihrer Suche nach Heil-und Ganzwerdung eine Möglichkeit der Abkürzung anzubieten, damit Ihre Suche nicht so lange dauern muss, denn wie oft erlebe ich es in meiner Haltungsanalyse, in meinem Unterricht und auch in der Naturheilpraxis, dass Menschen kommen, die schon alles versucht haben, um ihre Schmerzen oder körperlichen wie emotionalen Probleme zu lösen. Und wie oft höre ich: „Ach hätte ich doch das alles schon früher gewusst, dann hätte ich mir vieles ersparen können."

In diesem Sinne wünsche ich Ihnen viel Freude und tiefe Erkenntnisse auf Ihrem Weg der Gesunderhaltung und Gesundwerdung.

Marie Hock-Westhoff
Aschaffenburg, September 2013

Informationen und Kontakt unter:
www.artoftaichichuan.de
www.Haltungsgesundheit.de
„Art of Tai Chi Chuan" bei Facebook
„Institut für ganzheitliche Haltungsgesundheit" bei Facebook

Die Autorin

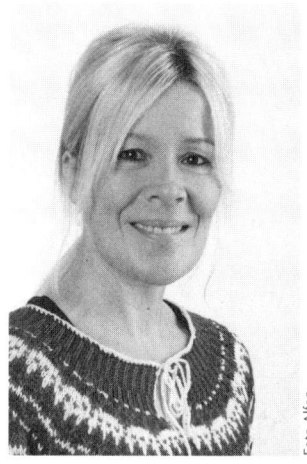

Marie Hock-Westhoff, *1965, Mutter zweier erwachsener Söhne, hat von 1994 bis 2000 mit ihrer Familie in Asien gelebt und davon vier Jahre Tai Chi Chuan und Qi Gong auf den Philippinen in Vollzeit studiert.

2001 gründete sie die Tai Chi Chuan- und Qi Gong-Schule ART OF TAI CHI CHUAN in Aschaffenburg.

2007 wurde sie mit der Tai Chi Chuan-Pekingform Goldmedaillen-Gewinnerin bei den WPKA World-Championships in Griechenland. Abermals holte sie die Goldmedaille mit der Tai Chi Chuan-Pekingform bei den „10th Hong Kong Wushu International Championships 2012" in Hong Kong und die Bronze-Medaille mit der 32-er Schwert Tai Chi Form.

Seit 2011 bietet sie individuelle ganzheitliche Haltungsanalyse und Haltungsschulungen an. Ein Jahr später gründete sie das „Institut für Haltungsgesundheit" in Aschaffenburg.

2012 erhielt sie die Anerkennung als „Ausbilderin für Tai Chi Chuan" durch den deutschen Dachverband für Qi Gong und Tai Chi Chuan (DDQT) und ist Gütesiegelträgerin.

Empfehlungen zum Weiterlesen

Nehmen Sie Platz – Humanbiologische und kulturgeschichtliche Betrachtungen zu menschlichen Körperhaltungen von Günther Vogel, Logophon Verlag 2003

Dieses Buch möchte ich als vertiefende Literatur zum Thema Körperhaltungen sehr empfehlen. Der Autor beleuchtet das Sitzen aus sieben verschiedenen Blickwinkeln: Etymologie, Humanbiologie, Geographie, Genetik, Historie, Ethologie und Medizin.

Die 5 Level des Taijiquan nach Großmeister Chen Xiaowang kommentiert von Meister Jan Silberstorff, Lotus-Press 2010

Die deutsche Übersetzung und die Kommentare von Meister Silberstorff beschreiben eindrucksvoll den Weg des Tai Chi Chuan in Geduld, den ein Tai Chi Chuan-Praktizierender zu gehen bereit sein sollte, denn keine Entwicklung kann von heute auf morgen geschehen, auch und gerade nicht in der Körperarbeit.

Der Weg der Kaiserin von Christine Li und Ulja Krautwald, Knaur Verlag 2005

Die Autorinnen beschreiben das Leben einer Frau von der Geburt bis zum Tod im Bild der fünf Wandlungsphasen anhand der Geschichte von Wu Zhao. Dieses Buch kann Frauen (und auch Männern) eine wundervolle Hilfestellung sein, das eigene Leben in seinen Zyklen und den jeweiligen Veränderungen besser verstehen zu können.

Gewaltfreie Kommunikation – eine Sprache des Lebens von Marshall B. Rosenberg, Junfermann Verlag 2004

Der Autor gibt in seinem sehr empfehlenswerten Buch praktische Anweisungen für einen Weg zu einer menschlicheren Kommunikation und somit in ein einfühlsameres Miteinander, denn auch Wut und Ärger lassen sich so ausdrücken, dass das zugrunde liegende Bedürfnis des Menschen zur Klärung der jeweiligen Thematik sichtbar werden kann.